ÉTUDE

SUR

L'INFECTION PNEUMONIQUE

PAR

Mathieu-André DASSIEU

Docteur en Médecine de la Faculté de Paris

———————— ✦ ————————

PARIS

G. STEINHEIL, ÉDITEUR

2, RUE CASIMIR-DELAVIGNE, 2

—

1888

ÉTUDE

SUR

L'INFECTION PNEUMONIQUE

IMPRIMERIE LEMALE ET Cie, HAVRE

ÉTUDE

SUR

L'INFECTION PNEUMONIQUE

PAR

Mathieu-André DASSIEU

Docteur en Médecine de la Faculté de Paris

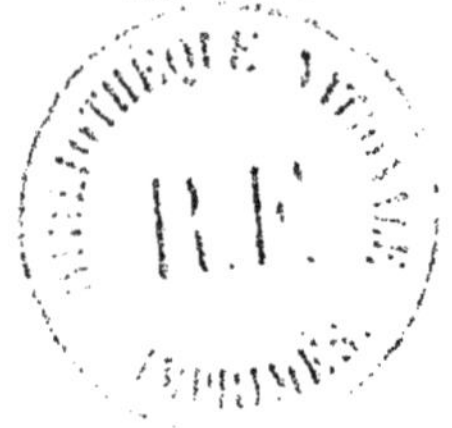

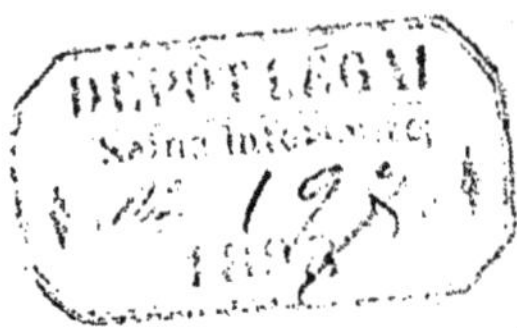

PARIS

G. STEINHEIL, ÉDITEUR

2, RUE CASIMIR-DELAVIGNE, 2

1888

ÉTUDE

SUR

L'INFECTION PNEUMONIQUE

AVANT-PROPOS

Depuis que l'ancienne idée de la *fièvre pneumonique* s'est trouvée rajeunie par les recherches bactériologiques, depuis que la pneumonie s'est élevée du rang de phlegmasie locale à celui de maladie générale, un nombre considérable de travaux, conçus dans un esprit nouveau, sont venus enrichir la bibliographie déjà si longue de la pneumonie.

Laissant de côté l'étude des signes locaux de l'affection, les auteurs se sont attachés à prouver la contagiosité de la maladie, à décrire ses diverses déterminations aberrantes, extra-pulmonaires, et surtout à préciser les caractères morphologiques et biologiques de son micro-organisme. Ces travaux, extrêmement nombreux, sont épars dans les revues périodiques et dans les comptes rendus des Sociétés savantes.

L'an dernier, à propos d'un cas de péricardite pneumonique observé dans le service de M. le professeur Proust, et que nous rapportons plus loin, nous nous sommes attaché à la lecture et à l'analyse de ces mémoires et de ces communications. Nous avons essayé d'en dégager une description d'ensemble de l'infection pneumonique. C'est le sujet de cette thèse inaugurale.

Nous avons cru qu'il n'était pas sans utilité de tenter ce travail de groupement, et de classement critique. Faisant abstraction de la localisation pulmonaire de la maladie, de la pneumonie à proprement parler, nous étudierons dans autant de chapitres distincts les différentes localisations de l'infection pneumonique sur la plèvre, les membranes du cœur, les méninges, le péritoine, la gorge, l'oreille, etc.

Nous commencerons par résumer les notions les plus positives qu'on ait acquises aujourd'hui sur la morphologie et la biologie du pneumocoque.

Chaque page de cette modeste étude montrera l'importance des travaux français sur ces questions d'un intérêt si considérable.

Avant d'entrer dans notre sujet, qu'il nous soit permis d'adresser à M. le professeur Proust l'expression de notre vive gratitude pour l'honneur qu'il nous a fait en acceptant la présidence de cette thèse.

INTRODUCTION

Historique.

Le micro-organisme pathogène de la pneumonie a été
vu et inoculé pour la première fois par Pasteur en 1881.

L'affirmation qui précède choque les notions cou-
rantes puisqu'on admet généralement que la découverte
du microbe pneumonique appartient à Friedländer (1882). C'est au médecin américain Sternberg qu'on
doit d'avoir restitué la priorité à Pasteur. Sternberg
donne au parasite de la pneumonie le nom de *microc-
cus Pasteuri*.

Mais c'est dans la salive et non dans l'exsudat pneumonique que Pasteur a découvert son micro-organisme.
Aussi, pour cette raison, le bénéfice de la découverte lui
est généralement dénié. Quant à Friedländer, le microcoque encapsulé qu'il a décrit n'a qu'une simple ressemblance morphologique avec le véritable pneumocoque.
Et si l'on veut donner à ce parasite un autre nom que
celui de Pasteur, il faut l'appeler le microbe de
Fraenkel.

Déjà en 1873, Billroth signala incidemment la présence de micro-organismes dans l'expectoration des pneumoniques. Il n'y attacha qu'une importance minime.

En 1876, Klebs décrivit une *monas pulmonale*. Il la trouva dans le mucus bronchique et dans le liquide céphalo-rachidien. Il la dessina sous forme de chaînettes et de bâtonnets, et tenta de la cultiver dans la gélatine à la température ordinaire. Il pensait que c'était là l'agent pathogène de la pneumonie.

Les dessins que donna Eberth, en 1882, peuvent faire supposer que cet auteur vit le véritable parasite de la pneumonie. Il le trouva dans l'exsudat alvéolaire et dans les méninges. Il le figure sous forme de microcoques ovoïdes ou de couples. La même année Koch (*Mittheilungen*, 1882) donna des figures analogues.

Jusqu'à ce moment (1882) ces diverses recherches ne firent pas beaucoup de bruit. Mais en 1882, Friedländer annonça qu'il avait découvert, cultivé, inoculé le microbe de la pneumonie. Son travail eut un retentissement considérable, et pendant plusieurs années, jusqu'à nos jours même, nous avons entendu couramment attribuer la pneumonie au *microbe de Friedlaender*.

L'organisme que décrivait l'auteur allemand était ovoïde, disposé en couples, et se cultivait en forme de clou avec une extrémité supérieure saillante, arrondie, molle. Il se cultivait à la température ordinaire; son inoculation réussissait sur certaines espèces animales, la souris et le cobaye notamment, mais échouait constamment chez le lapin. Presque tous les auteurs admirent la spécificité du microbe de Friedländer, dont l'étude morphologique fut bientôt complétée par la découverte de la capsule (Gunther). Quand Talamon (1883) communiqua à la Société anatomique le résultat de ses propres recherches, il s'efforça de rapprocher son micro-organisme de celui de Friedländer ; et cependant, les cultures de Talamon tuaient les lapins et épargnaient les cobayes. Le mode réactionnel différent de ces animaux vis-à-vis de micro-organismes identiques en apparence aurait dû cependant éveiller l'idée d'une distinction fondamentale.

Les recherches décisives de Fraenkel datent de 1884. Les conclusions de cet auteur ont été vérifiées et précisées depuis par un grand nombre d'observateurs, au premier rang desquels nous citerons Sternberg, Sänger, Weischelbaum, et surtout Netter.

Aujourd'hui voici où en est la question :

Il existe un micro-organisme pathogène, facteur essentiel de la pneumonie, vu d'abord par Pasteur dans la salive d'un enfant mort de la rage, retrouvé par Talamon dans l'exsudat pneumonique, définitivement étudié par Fraenkel. C'est le vrai pneumocoque, auquel on peut indifféremment donner les noms de *micrococcus Pasteuri* (Sternberg), ou de *microbe de Fraenkel*.

En face de ce parasite, il y a un pseudo-pneumocoque (*microbe de Friedlaender, diplobacillus pneumoniæ de Weischelbaum*) dont le rôle pathogène pour la pneumonie est fort contestable.

Résumons rapidement ce qu'on sait de la morphologie, de l'habitat normal et du mode d'action de ces deux parasites.

Pneumocoque vrai. — Microbe de Fraenkel.

Ce parasite, identique à celui de la septicémie salivaire de Pasteur, se trouve facilement dans l'exsudat pneumonique. Il suffit d'étaler et de sécher sur une lamelle une parcelle d'exsudat pneumonique ; on colore au violet de méthyle ou au violet de gentiane, et on fait passer la coupe dans l'acide acétique étendu, pour faire apparaître la capsule.

Il se présente sous forme de cocci isolés, quelquefois de courtes chaînettes, le plus souvent de diplocoques. Chaque élément du couple est un corpuscule arrondi, légèrement affilé à son extrémité libre, lancéolé, suivant l'expression de Talamon, un peu aplati au contraire à l'extrémité qui est au contact de l'autre coccus. Son apparence l'avait fait prendre par Pasteur pour un microbe en 8 de chiffre. La capsule manque très souvent. Pasteur l'avait déjà entrevue sans lui accorder d'importance. Cette capsule n'est pas un artifice de préparation ; elle ne résulte pas de la dessiccation ; elle existe bien réellement, et peut recevoir une coloration distincte de celle du coccus.

Cette coloration séparée s'obtient difficilement ; cependant nous avons vu sur des préparations de M. Netter, colorées à la safranine et traitées par le réactif de Lugol, les grains ovoïdes colorés en rouge par la safranine, et la capsule en jaune clair par l'iode.

Dans les préparations ordinaires elle se montre autour

des diplocoques sous l'apparence d'un halo réfringent, incolore.

Le microbe de Fraenkel se cultive sur différents milieux, mais seulement à la température d'étuve au-dessus de 32°.

On peut cultiver par exemple sur la gélatine additionnée de gélose, dans le bouillon de lapin, etc., soit en tubes, soit sur plaques. M. Barth, dans une revue générale récente (octobre 1887) décrit ainsi qu'il suit son mode de culture :

« Le milieu nutritif préféré par Fraenkel est le sérum gélatinisé de bœuf ou de mouton. Pour l'établissement des plaques, on lui substitue le bouillon de viande solidifié par l'agar. Pour donner à ce dernier le degré d'alcalinité convenable, Fraenkel conseille de le neutraliser d'abord exactement, puis de préparer plusieurs tubes additionnés d'une proportion croissante de carbonate de soude ; on les ensemence avec une culture vigoureuse, on note celui où le pneumocoque se développe le mieux et on alcalinise ensuite la provision d'agar au degré correspondant. Il est utile d'ajouter, en outre, 1/2 0/0 de glucose ou de tartrate de soude et de potasse.

Sur des plaques ainsi préparées, et ensemencées en strie avec un fil de platine, le microbe pneumonique se développe dans l'étuve à 30° sous la forme de colonies arrondies ou irrégulières, peu saillantes, pâles et transparentes comme des gouttes de rosée.

Vingt-quatre heures après l'ensemencement, elles sont déjà visibles à l'œil nu. Si on vient à soulever légèrement ces gouttelettes à l'aide du fil de platine, on voit qu'elles pénètrent assez profondément dans l'épaisseur du sol nutritif, et présentent alors une coloration jaunâtre. C'est qu'en effet le pneumocoque est jusqu'à un certain point anaérobie et se développe sans difficulté à l'abri de l'air.

Une préparation en chambre humide, faite avec une parcelle des cultures en question, montre qu'elles sont formées exclusivement de microcoques lancéolés, solitaires ou réunis en série, et offrant des mouvements oscillatoires très appréciables. Ils sont généralement dépourvus de capsule. Dans les milieux liquides, le pneumocoque se développe aussi très bien ; le bouillon de Pasteur peu concentré (1 partie de viande pour 3 à 4 d'eau) lui convient à merveille, pourvu qu'on ait eu soin de le neutraliser parfaitement.

A la température de 35°, le liquide se trouble uniformément au bout de vingt-quatre heures, puis il se forme un précipité granuleux analogue à du sable, qui gagne le fond du vase, pendant que les couches supérieures se clarifient.

Fraenkel a observé que la culture dans le bouillon semble augmenter l'énergie végétative du microbe, à tel point qu'il devient capable de se développer sur la gélatine peptone entre 25 et 27°. Les colonies qui se montrent dans ces conditions ont la même apparence que sur l'agar. On peut aussi cultiver le pneumocoque dans le lait stérilisé. A 37°, celui-ci est coagulé dès le second jour et présente alors une réaction fortement acide. Les inoculations faites avec ce lait sont tout aussi actives que les autres, mais il n'en est plus de même au bout de quelques jours, ou après plusieurs générations successives de culture sur lait. Dans ces dernières conditions le pneumocoque perd rapidement ses propriétés pathogènes.

C'est du reste une remarque générale, qui résulte des expériences très nombreuses et très variées de Fraenkel, que parmi les divers procédés de culture actuellement connus pas un n'offre au microbe pneumonique des conditions d'existence comparables à celles qu'il doit rencontrer dans la nature, et qui assurent sa perpétuité, en dépit de sa faible résistance aux divers agents de destruction. Ce que nous savons de sa biologie est donc forcément très incomplet et ne doit être admis que sous toutes réserves.

La température de 30 à 35° est, comme nous l'avons vu, la plus favorable au développement du pneumocoque. Entre 29 et 26°, il se fait encore, quoique plus lentement, si le milieu de culture est favorable; au-dessous de 25° il cesse tout à fait.

Entre 35 et 39°, la croissance est peu rapide, mais s'effectue pourtant ; de 39 à 42°, elle n'est plus possible que sur milieu liquide (bouillon de Pasteur), et le virus ainsi obtenu présente un affaiblissement notable de ses propriétés pathogènes. A 43°, le pneumocoque ne se développe dans aucune circonstance et meurt rapidement.

Cultivé avec soin et dans les meilleures conditions connues de température et de milieu, le microbe de Fraenkel ne se conserve jamais plus de quatre ou cinq jours ; au bout de ce temps, il perd l'aptitude à se reproduire et les ensemencements demeurent stériles. Pour ne pas perdre la race, il est nécessaire d'ensemencer tous les deux ou trois jours une nouvelle génération. Encore la croissance des colonies ne tarde-t-elle pas à se ralentir, et au bout de trois à six passages il est nécessaire de rajeunir le virus par injection à un lapin, qui meurt de septicémie salivaire et dont le sang permet d'obtenir de nouvelles cultures aussi vigoureuses que les premières.

Ce fait vient à l'appui de ce que nous disions tout à l'heure, que nos procédés artificiels conviennent très imparfaitement aux aptitudes vitales du pneumocoque.

Fraenkel a observé que la virulence se maintient jusqu'à vingt jours quand les cultures sont faites sur de l'agar alcalinisé au degré convenable, tandis qu'avec une réaction chimique à peine différente, la moitié de ce temps suffit pour épuiser la vitalité du germe et rendre nécessaire son passage par l'animal vivant. Le même auteur a constaté que les cultures se développaient beaucoup moins bien en présence de l'air qu'à l'abri de son action, en un mot que le pneumocoque était jusqu'à un certain point anaérobie. »

Le pneumocoque de Fraenkel est actif pour le lapin et la souris ; son action pathogène est à peu près nulle chez le cobaye.

Il tue les animaux en expérience par infection générale, en 24 heures environ, le sang présente une couleur sépia et fourmille de pneumocoques. Si l'animal ne succombe pas promptement, on trouve à son autopsie soit une pneumonie fibrineuse, soit une inflammation d'une séreuse (péricarde, péritoine, plèvre, etc.). Si par une expérience préalable on a traumatisé l'endocarde et créé ainsi un lieu de moindre résistance, ou trouve une endocardite végétante (Netter).

Le pneumocoque de Fraenkel existe à l'état normal dans la salive de l'homme (Pasteur, Vulpian, Sternberg, Fraenkel, Netter). Mais il n'existe pas chez tous les individus. De plus, ainsi que l'a montré Netter (1), sa présence subit des variations nombreuses, et, après l'avoir trouvé chez un sujet, on peut ne plus le retrouver au bout de quelque temps.

C'est surtout chez les personnes qui ont eu déjà des pneumonies qu'on retrouve le pneumocoque dans la salive normale. Cette constatation a une certaine importance pour l'explication d'un fait clinique anciennement connu, à savoir qu'une première atteinte de pneumonie prédispose à des atteintes ultérieures.

De ses recherches, dont le résultat a été communiqué à la Société de biologie au mois de novembre dernier, Netter conclut ce qui suit :

1° Après la guérison de la pneumonie, la salive renferme généralement des pneumocoques actifs et cela pendant fort longtemps.

2° L'activité pathogène du pneumocoque salivaire est fort différente chez les sujets ayant eu une pneumonie, suivant le temps qui s'est écoulé depuis la guérison de la pneumonie.

(1) NETTER. Présence du microbe de la pneumonie dans la bouche de sujets sains (*Bulletin médical*, 1er mai 1887).

3° L'innocuité de la salive se manifeste après la crise ; elle est quelquefois postérieure de quelques jours au début apparent de celle-ci.

4° Dans les jours qui suivent la fin de la pneumonie, bien que la salive soit inoffensive, elle renferme des pneumocoques. Ceux-ci sont seulement dépourvus de leur pouvoir pathogène. A une époque ultérieure, il n'y a pas réapparition des pneumocoques ; ils ont simplement récupéré leur pouvoir infectant.

Cependant on rencontre quelquefois le pneumocoque dans la salive d'individus n'ayant jamais eu de pneumonie. Du reste ce n'est pas seulement la bouche, c'est aussi les fosses nasales qui peuvent être le lieu d'habitation des parasites. C'est de là qu'ils pullulent, sous l'influence de causes occasionnelles (coup de froid), soit dans les voies aériennes (pneumonie), soit dans l'oreille moyenne (otite à pneumocoques), soit vers la base du crâne (méningite primitive à pneumocoques), etc.

Disons enfin que tout récemment Polguère (1) a cru trouver, dans un cas, le pneumocoque dans le parenchyme pulmonaire sain.

Quand, au cours de ce travail, nous parlerons du pneumocoque, c'est le parasite de Fraenkel, que nous voudrons désigner.

Nous allons seulement dire quelques mots du fameux

(1) D. POLGUÈRE. — *Des infections secondaires, leurs localisations pulmonaires au cours de la fièvre typhoïde et de la pneumonie.* Th. de Paris, 1888.

microbe de Friedländer, que tant de médecins croient encore être l'agent pathogène de la pneumonie. Nous insisterons surtout sur les caractères différentiels qui le séparent du microbe de Fraenkel.

Pseudo-pneumocoque. — Bacille de Friedländer.

Au point de vue morphologique, ce micro-organisme diffère un peu du microbe de Fraenkel. C'est un bacille; ses dimensions longitudinales l'emportent un peu sur son diamètre transversal.

Il se colore comme le vrai pneumocoque, et sa capsule est très facile à mettre en évidence.

Tandis que le microbe de Fraenkel ne se cultive qu'à une température voisine de celle du corps humain, celui-ci croît à la température ordinaire. La forme de la culture est tout à fait différente de l'aspect de la culture de Fraenkel. C'est la fameuse culture en *clou*, la tête du clou étant représentée par une saillie hémisphérique au point où a pénétré l'aiguille dans la gélatine, la tige du clou étant formée par la colonie microbienne développée le long de la strie du fil de platine, à l'intérieur de la gélatine.

Autre caractère distinctif, celui-ci capital : Tandis que le microbe de Fraenkel est pathogène pour le lapin, le microbe de Friedländer est inoffensif pour cet animal, mais tue le cobaye. Le mode de réaction vis-à-vis des animaux en expérience est donc différent pour les deux

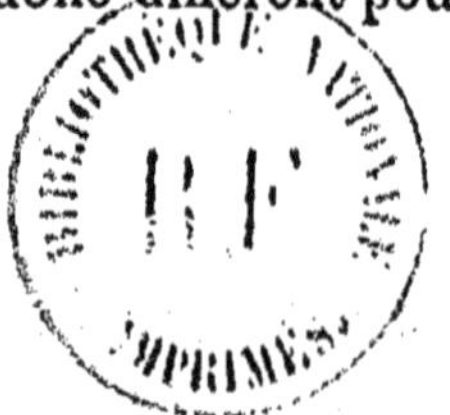

microbes, comme leur forme, comme leur culture.

Thost (1) a retrouvé ce micro-organisme dans le mucus nasal de sujets sains, dans des sécrétions d'ozène et de coryza chronique.

Netter l'a retrouvé dans la salive de trois adultes bien portants (comptes rendus de la Société de Biologie, décembre 1887).

Ce microbe de Friedländer, ainsi différencié du microbe de Fraenkel, mais possédant le même lieu d'habitat que ce dernier, a-t-il des propriétés pathogènes ? Joue-t-il un rôle dans la pneumonie ?

Dans les exsudats pneumoniques, il est très rare de rencontrer ce micro-organisme. Suivant Weischelbaum on le trouve dix fois moins souvent que le parasite de Fraenkel.

Au contraire, la présence de ce dernier parasite est à peu près constante. Fraenkel et Netter l'ont trouvé dans tous les cas qu'ils ont examinés. Dans deux faits cependant Weischelbaum a trouvé le Friedländer à l'exclusion du Fraenkel ; mais il ne faut pas oublier que la vitalité du pneumocoque de Fraenkel est très courte.

Il est probable que, lorsqu'il se rencontre dans le poumon, le microbe de Friedländer n'y est qu'en vertu d'une infection secondaire. L'opinion de Weischelbaum qui admet la dualité de la pneumonie, qui croit même que quatre parasites différents peuvent produire cette maladie, est en contradiction avec la majorité des faits, et ne correspond pas à l'unité clinique de la maladie.

(1) Thost. Pneumoniekokken in der Nase (*Deutsche med. Woch.*, 1886).

Mais il est possible que le parasite de Friedländer puisse produire la broncho-pneumonie (Pipping), ou du moins une des nombreuses variétés de cette affection.

Certaines otites, certaines affections chroniques des fosses nasales, sont peut-être dues à l'action de cet organisme. Enfin, on a relevé une certaine ressemblance entre le pseudo-pneumocoque de Friedländer et les parasites décrits par Cornil et Alvarez dans le rhino-sclérome.

CHAPITRE PREMIER

ENDOCARDITE A PNEUMOCOQUES

La connaissance d'une endocardite consécutive à la pneumonie est de date relativement ancienne, et il est peu d'observateurs, dans notre siècle, qui n'aient publié des cas où, à l'autopsie de pneumoniques, on a trouvé concurremment des lésions de l'endocarde. Si l'on dépouille les observations de ce genre, on voit que l'endocardite dans ces conditions peut revêtir deux formes distinctes; l'une bénigne, analogue à celle du rhumatisme, et pouvant provoquer comme elle des lésions d'orifices; l'autre plus grave, maligne, végétante ulcéreuse, comme on l'a appelée, et dans laquelle les lésions du poumon et celles du cœur sont toutes deux sous la dépendance du même micro-organisme.

Bouillaud (1), qui a observé plusieurs fait de ce genre, fait de l'endocardite une complication immédiate de la lésion pulmonaire, et assigne à cette dernière un rang important dans l'étiologie, immédiatement après le rhumatisme. Plusieurs de ses observations se rapportent manifestement à des lésions ulcéreuses de l'endocarde.

(1) Bouillaud. *Traité clinique des maladies du cœur*, 1835.

Grisolle combat les idées de Bouillaud; il n'a jamais observé de modifications de la membrane interne du cœur dans les nombreux cas de pneumonie qu'il a observés. Cette opinion de l'illustre clinicien a longtemps prévalu en France, et la question de l'endocardite pneumonique fut négligée pendant de nombreuses années.

Une étude nouvelle de ce point de pathologie était nécessaire; et c'est surtout grâce aux progrès de l'anatomie pathologique et de la bactériologie qu'elle a pu être réalisée.

Klebs (1) en 1876, cite plusieurs cas où, à l'autopsie de pneumoniques, il a trouvé des lésions ulcéreuses de l'endocarde. Il attribue les lésions du poumon et celles du cœur, à un même micro-organisme, *monas pulmonale*, qu'il a découvert et figuré.

Osler, de Montréal (2), appuyé sur 5 observations personnelles, affirme que la pneumonie est une cause très fréquente d'endocardite grave; il note aussi la fréquence relative de la méningite dans ces cas. Il décrit comme agent pathogène des microcoques entourés d'une gangue amorphe, et comparables à des zooglées.

Les observations de Barth, de Bozzolo (3), de de Grand-maison (4), de Mathieu (5), de Besançon (6), se rapportent toutes à des cas analogues, et chacun de ces auteurs

(1) KLEBS. *Arch. für experimentelle. Pathologie*, 1876.
(2) OSLER (de Montréal). *Archives of medecine*, New-York, 1881.
(3) BOZZOLO. *Giornale de medicina de Torino*, 1882.
(4) DE GRANDMAISON. *Bulletins de la Soc. anatom.*, 1886.
(5) MATHIEU. *Arch. gén. de médecine*, 1886.
(6) BESANÇON. *Bulletins de la Société anatomique*, 1886.

établit une relation de cause à effet entre la pneumonie
et l'endocardite.

Mais nous devons signaler spécialement le remarquable mémoire de Netter, publié dans les Archives de
Physiologie de 1886 (1). Il prouve par la clinique et par
l'expérimentation la subordination constante de la lésion
cardiaque à la lésion pulmonaire, l'action pathogène directe du pneumocoque ; il montre en quoi cette endocardite pneumonique diffère, tant au point de vue clinique
qu'au point de vue anatomo-pathologique, des autres
endocardites infectieuses. Nous ferons de larges em-
prunts à cet intéressant travail.

Le diagnostic de l'endocardite pneumonique est très
difficile à porter au lit du malade : d'abord parce que
les phénomènes généraux liés à la fièvre pneumonique
occupent la scène morbide tout entière, et ensuite parce
que la lésion de l'endocarde évolue sans bruit dans la
majorité des cas, ne donnant lieu à aucun signe phy-
sique.

L'endocardite peut se produire en même temps que la
pneumonie, et alors elle passe fatalement inaperçue ; ou
bien elle est secondaire, et apparaît quelques jours après
la guérison de l'affection pulmonaire, lorsque la défervescence critique s'est déjà produite. Voici d'abord une
observation où pneumonie et endocardite sont contemporaines.

(1) NETTER. De l'endocardite végétante ulcéreuse pneumonique,
in *Archives de physiologie*, 1886.

Observation I

Mémoire de Netter.

*Pneumonie gauche. — Péricardite. — Autopsie. — Lobe infé-
rieur en hépatisation grise. — Péricardite. — Endocardite
végétante tricuspide. — Pneumocoques.*

B..., 57 ans, terrassier, entre le 28 avril dans le service de
M. le professeur Jaccoud.

Bonne santé habituelle. Excès alcooliques.

Cinq attaques de rhumatisme articulaire aigu, dont trois ont
nécessité le séjour à l'hôpital. Il ne peut dire si le cœur a
été touché alors. Il n'a jamais présenté de signe d'affection
organique.

Il y a dix semaines, il a été soigné par M. Verneuil pour une
hydrocèle. Convalescence à Vincennes.

Depuis le 13 avril. Saignements de nez abondants tous les
jours. Le 26, l'épistaxis a été tellement considérable que B....
est allé à l'Hôtel-Dieu se faire tamponner par l'interne de
garde.

Dans l'après-midi du 24. Frisson assez violent. Point de côté
gauche. Dès le premier jour, toux et crachats jaunâtres adhé-
rents.

Le 27, trois selles diarrhéiques.

Le 28. Respiration difficile, très fréquente. Pommettes injectées. Le fond du visage est jaunâtre, les conjonctives sont
subictériques. L'urine renferme du pigment biliaire. 40°. Prostration.

Les crachats, abondants, ont une teinte jaune vert. En les
délayant dans l'eau, on aperçoit des arborisations nombreuses,
concrétions bronchiques fibrineuses correspondant à des tuyaux
de quatrième ordre avec leurs subdivisions.

Dans les deux tiers inférieurs du poumon gauche en arrière,

matité ; dans le tiers supérieur submatité. Dans le tiers moyen, souffle tubaire avec râles sous-crépitants fins. Dans le tiers inférieur, diminution des vibrations, respiration lointaine.

Dans le poumon droit, respiration puérile, râles secs. Souffle rude au premier temps et à la pointe. Rate grosse.

Ls 29. Temp. matin, 39°,6. Soir, 39°,9. Frôlements péricardiaques dans la région moyenne.

Le 30. Temp. matin, 39°,4. Soir, 39°,6.

1er mai. Temp. matin, 39°,4. Soir, 39°,4. Délire.

Le 2. Temp. matin, 39°. Mort à trois heures de l'après-midi. Pas de phénomènes nouveaux

Autopsie. — *Pleurésie* avec fausses membranes fibrineuses des deux côtés. Epanchement dans la plèvre gauche. Infiltration purulente du lobe inférieur du poumon gauche. Petits foyers purulents dont le volume varie entre celui d'un pois et d'une aveline.

Hépatisation grise du lobe supérieur gauche. *Poumon droit* congestionné. Ganglions bronchiques tuméfiés.

Dans le *péricarde*, liquide citrin avec flocons fibrino-purulents. Fausses membranes sur la pointe du cœur, sur la partie supérieure du ventricule droit, sur l'origine de l'aorte.

Le *cœur* plus volumineux, pèse 420 grammes. Endocardite scléreuse mitrale avec insuffisance de l'orifice. Pas de lésion récente. Dans le cœur droit, petites végétations molles, grises, sur la tricuspide et ses piliers. Elles ont la dimension d'une petite lentille.

Rate molle, 290 grammes.

Les *reins* paraissent gras.

Le *cerveau* est congestionné. Il n'y a pas d'exsudat à la convexité ; mais les ventricules renferment un liquide trouble et les plexus choroïdes infiltrés d'un liquide fibrino-purulent ont l'apparence de petites tumeurs jaunâtres.

Le sang de ce malade défibriné, a été inoculé à des souris qui sont mortes au bout de deux jours avec des phénomènes d'infection. On voyait des pneumocoques très nets et en grande quantité dans les plèvres, le sang, la rate, les ganglions axillaires.

L'observation précédente est un exemple bien net de notre première forme d'endocardite, celle où la lésion du poumon et celle de l'endocarde évoluant simultanément, cette dernière passe inaperçue.

Nous avons dit qu'il existe une autre forme, la plus ordinaire, celle où l'endocardite est consécutive ; dans ce cas, l'infection n'est pas générale d'emblée : le pneumocoque évolue sur le tissu pulmonaire et paraît y épuiser toute son activité pathogène ; puis au bout de quelques jours, quand tout paraissait bien terminé, les germes pullulent avec une intensité nouvelle et vont se fixer au niveau des valvules du cœur où ils produisent leurs désordres habituels.

L'endocardite pneumonique consécutive est le deuxième acte de la maladie dont le premier a été rempli par la pneumonie. Celle-ci évolue d'ordinaire avec ses phénomènes habituels, point de côté intense, crachats caractéristiques, râles crépitants et souffle tubaire ; la marche de la maladie paraît se faire normalement ; vers le septième jour, la maladie se juge par une chute brusque, critique de la courbe thermique, et parfois par une polyurie intense.

L'apyrexie continue les jours suivants ; les signes de pneumonie qui pouvaient persister vont en s'affaiblissant ; mais un fait qui a été relevé dans la majorité des cas, c'est que l'état général ne se relève pas comme sem-

blerait le faire prévoir la chute thermique. L'appétit ne
reparaît pas ; les forces sont toujours abattues, le sommeil est peu réparateur.

Au bout d'une période de calme variable suivant les
sujets, mais de 4 à 5 jours en moyenne, de nouveaux
phénomènes graves se manifestent ; le thermomètre a
atteint un chiffre fort élevé, la température pouvant
s'élever à emblée à un degré supérieur à celui qu'elle
avait atteint durant le cours de la pneumonie ; il y a une
céphalalgie frontale intense, des vomissements, des frissonnements courts et répétés. Puis la fièvre persiste,
progressant souvent par paroxysmes et revêtant ainsi le
caractère ordinaire des fièvres d'infection.

Les phénomènes locaux sont très variables ; tantôt le
malade n'accuse aucune douleur limitée, il se plaint seulement de courbature et de malaise général ; alors, si
l'on ne songe pas à ausculter le cœur, la cause du mal
passe inaperçue et la lésion endocardique est ignorée.
Tantôt le patient accuse une douleur vive au niveau de
la région précordiale, comme une constriction au niveau
de la partie latérale gauche du thorax ; le pouls est petit,
serré, parfois irrégulier.

L'attention du clinicien se porte alors forcément du
côté du cœur, et parfois le trouble morbide se révèle par
un bruit anormal au niveau d'un des orifices du cœur,
d'ordinaire l'orifice mitral ou aortique : c'est tantôt un
souffle systolique au premier temps et à la pointe, tantôt
un vrai piaulement, tantôt un souffle rude, râpeux, dans
la région de la base.

L'observation suivante empruntée au mémoire de

Gulliver (1) peut être regardée comme un type d'endó-
cardite pneumonique consécutive. Dans ce cas, une
pneumonie évolue avec le cortège habituel de ses symptômes ; la défervescence se produit au 8ᵉ jour, suivant la
loi ordinaire ; pendant tout le temps de son évolution,
l'examen du cœur reste négatif.

Cinq jours à peine se sont écoulés depuis la chute de
la température, qu'un nouveau frisson apparaît ; la température remonte à 38° et atteint bientôt 40°,5 ; un
souffle systolique musical se fait entendre à la pointe.
C'est une nouvelle lésion, une endocardite, qui évolue.

Cette observation nous paraît trop caractéristique
pour que nous résistions au désir de la relater ici.

OBSERVATION II

(GULLIVER)

*Pneumonie droite. — Défervescence le 8ᵉ jour. — Apyrexie
pendant cinq jours. — Fièvre nouvelle concordant avec
l'apparition d'un bruit de souffle.— Diagnostic d'endocardite
aiguë aortique. — Autopsie. — Endocardite végétante aortique. — Pneumonie en résolution.*

G. L..., ébéniste, entre le 12 août à St Thomas Hospital.
Bonne santé habituelle. Rhumatisme articulaire aigu étant
enfant. Variole, il y a 20 ans.

27 août au soir, il est pris brusquement d'un violent frisson
avec douleur vive à l'épigastre et dans le côté droit ; il com-

(1) GULLIVER. Ulcerative Endocarditis following pneumonia. *Saint
Thomas hospital reports*, XII, 1882.

mence à tousser. La toux, la douleur, la fièvre vont en augmentant jusqu'au jour de l'entrée.

Le 12, 5ᵉ jour, 39°,4. Crachats rouillés caractéristiques. Au sommet droit, matité, souffle tubaire, râles crépitants. Dans l'aisselle droite, frottement. Le poumon gauche est sain. Le sujet paraît robuste. La langue est sèche, rôtie. Diarrhée. Urine légèrement albumineuse. L'impulsion du cœur est faible, mais les bruits sont normaux.

Les jours qui suivent, le thermomètre se maintient entre 37°,8 et 39°,7 ; les phénomènes locaux et généraux, les signes physiques ne se modifient que jusqu'au 15, huitième jour de la maladie.

Le 15, défervescence. Pendant cinq jours, la température redevient normale. Cependant la langue demeure sèche. Il y a des sueurs. Les forces ne reviennent pas.

Le 20 au soir, 38°. A partir de ce jour, mouvements fébriles tous les soirs.

Le 30, au matin, frisson à la suite duquel la température s'élève à 40°,5.

Le 31. Nouveau frisson le matin. Au sommet droit du thorax, en arrière, les vibrations sont exagérées ; il y a du souffle, des râles sous-crépitants. On entend au cœur pour la première fois un souffle systolique musical ayant son maximum au quatrième cartilage costal gauche. On porte le diagnostic : endocardite aiguë aortique.

Du 31 août au 14 septembre, jour de la mort, on note des élévations fréquentes de la température avec frissonnements et sueurs, sans frisson vrai.

Le souffle cardiaque devient plus intense et son maximum correspond au bord droit du sternum.

La mort, le 39ᵉ jour, est précédée de mouvements convulsifs.

L'AUTOPSIE fait reconnaître une endocardite ulcéreuse aortique.

Il y a de l'induration du sommet droit.

Pour compléter le tableau de l'endocardite végétante pneumonique, il nous reste à dire quelques mots d'une forme très rare, *l'endocardite à pneumocoques primitive*, qui évolue sans pneumonie préalable, mais qui est produite par le pneumocoque encapsulé. Cette forme spéciale s'observe chez l'homme dans les cas où l'infection ne se fait pas par les voies aériennes et dans ceux où, malgré ce lieu de pénétration, il ne se produit pas d'altération locale des poumons.

On conçoit que le diagnostic de la cause d'une telle endocardite est impossible pendant la vie, et que l'examen seul des végétations valvulaires mette sur la voie, en démontrant l'existence du microcoque caractéristique. L'observation suivante d'endocardite à pneumocoques primitive a été publiée par M. Jaccoud, dans ses leçons cliniques de la Pitié (1).

OBSERVATION III (RÉSUMÉE)

(JACCOUD).

Attaque ancienne de rhumatisme. — Endocardite infectieuse. Végétations valvulaires, avec pneumocoques.

Malade entré le 30 avril à la Pitié, salle Jenner, lit nº 37.
Agé de 19 ans, de constitution robuste, ce malade employé chez un marchand de vin ne présente d'autre antécédent morbide

______

(1) JACCOUD. Sur un cas d'endocardite infectieuse. *Leçons cliniques de la Pitié*, 1885.

qu'une attaque de rhumatisme articulaire aigu, dont il a été atteint un an auparavant et dont il a été bien guéri après un séjour de dix-neuf jours à l'hôpital.

Sa santé est restée parfaite jusqu'au commencement d'avril ; à ce moment il éprouve de grandes fatigues physiques et morales ; tout en continuant son travail, il a passé plusieurs nuits consécutives auprès de son beau-père malade, et lorsque ce dernier a succombé, vers le 20 avril, il était littéralement épuisé, à bout de forces, si bien qu'il a éprouvé une syncope d'une longue durée le jour de l'enterrement.

La nuit suivante, il a été pris de vomissements répétés et d'une diarrhée qui a persisté après la cessation des vomissements, et qui se traduisait chaque jour par quatre ou cinq selles liquides et abondantes. Le malade cesse alors son travail, prend le lit, et constatant après trois jours de repos complet que son état ne s'améliore pas, il se décide à entrer à l'hôpital.

Au moment de l'entrée, les vomissements n'existent plus, mais la diarrhée persiste avec les mêmes caractères ; il y a de la céphalalgie, l'abattement et la prostration sont notables, la température du soir est de 40°,2, celle du lendemain matin de 39°. M. Brissaud porte le diagnostic de fièvre typhoïde vers la fin du 1er septénaire.

Ce qui rendait ce jugement rationnel, c'était, outre les antécédents, la présence d'un peu d'albumine dans les urines, et l'absence de toute lésion organique, sauf un prolongement léger à la pointe du cœur, or ce phénomène pouvait être légitimement imputé à l'attaque de rhumatisme articulaire de l'année précédente.

Les choses restent en l'état cependant un jour et demi ; la température vespérale du 1er mai étant de 40° ; mais le 2 mai au matin, la douleur de tête a disparu ; la diarrhée a notablement diminué, et la température est presque normale à 37°,8.

M. Jaccoud rejette l'idée de fièvre continue et incline a admettre un catarrhe gastro-intestinal fébrile, dû à l'influence combinée du refroidissement et d'une fatigue organique excessive.

Il n'y a d'ailleurs aucune localisation, sauf la légère anomalie cardiaque qui reste telle qu'au premier jour.

Cependant le soir du même jour, la température remonte à 39°,2, et le lendemain matin 3 mai, elle est à 38°,6, sans que d'ailleurs le malade accuse ou présente aucun symptôme nouveau.

Le soir de ce jour, le thermomètre remonte à 39°,9 ; et le jeune homme éprouve une douleur vive dans l'épaule droite ; douleur qui augmente pendant la nuit, empêche tout sommeil, et immobilise le bras. Aussi, le lendemain matin la température étant à 39°,2, M. Jaccoud abandonne son propre diagnostic et porte celui de rhumatisme aigu avec prodromes exceptionnellement longs et désordonnés. Rien de nouveau au cœur.

Dans les deux ou trois jours qui suivent, la scapulalgie diminue, la fièvre s'abaisse graduellement pour tomber à 37°,6 le 6 mai au matin, et l'on pense que l'attaque de rhumatisme va rester à l'état d'ébauche, et que la défervescence est le signal de la convalescence.

Le soir même de ce jour, 6 mai, la température remonte à 40°,5 et le 7 au matin, le malade est anxieux, agité, avec une fièvre de 40°,1. Les articulations ne sont pas douloureuses.

M. Jaccoud pense aussitôt à une lésion viscérale ; il explore le cœur avec soin ; et au lieu de ce léger prolongement du premier bruit de la pointe qu'il avait constaté la veille encore, il trouve dans le même point un souffle systolique fort, rude, étendu, se propageant déjà vers l'aisselle, un vrai souffle type d'une insffisance mitrale ; en outre il existe un léger souffle également systolique au foyer de l'orifice aortique, et un frottement circonscrit à la région moyenne du cœur.

En raison de l'état général du malade, de la courbe thermique, de la rapidité formidable du développement de l'endocardite, de la présence de micro-organismes dans le sang du malade, le diagnostic d'endocardite infectieuse est porté.

Le soir du 7 mai, la température a baissé, elle est de 39°, l'anxiété du malade est accrue.

8 mai. Temp. mat, 38°,2, à midi 38°,6, à quatre heures 39°,2, à sept heures du soir 40°,2. Grande agitation ; céphalalgie intense ; douleurs cervicales musculaires siégeant surtout dans les trapèzes. Souffles cardiaques ont augmenté de force et de rudesse surtout à la pointe. En auscultant l'aorte en arrière, le long de la colonne vertébrale, on perçoit un souffle systolique extrêmement fort qui conserve la même intensité quoiqu'on s'éloigne du cœur, à ce point qu'au niveau de la bifurcation de l'aorte et sur le trajet des iliaques, il est tout aussi fort, tout aussi rude que dans les parties supérieures des vaisseaux.

A 6 heures du soir, accès syncopal de courte durée : pâleur de la face, suppression du pouls, des battements du cœur et de la respiration.

Pas de signe d'œdème pulmonaire après l'accès.

Le 9. Températ. 39°,6. Accentuation de tous les souffles. Deux autres foyers de souffles systoliques rudes à l'orifice tricuspide et à l'orifice pulmonaire, dénotent la participation des deux orifices du cœur droit au processus d'endocardite.

La région péricardiale, dans sa totalité, et bien au delà de ses limites, n'est plus qu'un vaste foyer de souffle râpeux, sur lequel se détachent avec une netteté particulière les maxima de l'orifice mitral et de l'orifice aortique.

Quelque temps après la visite, le malade meurt dans un accès syncopal.

Autopsie. — *Cœur*. Mou, flasque, de couleur chamois. Les coronaires sont normales.

La face ventriculaire de la grande valve mitrale présente des végétations et des ulcérations qui occupent une surface de la largeur d'une pièce de 5 centimes ; cette surface remonte en haut jusqu'au sinus intersigmoïdien ; en bas elle s'arrête à 4 millimètres du bord libre. A la partie inférieure de cette surface existe une dépression large comme un pois, à fond noirâtre ; c'est l'orifice d'un anévrisme valvulaire.

Au-dessus de cette dépression s'implante une végétation dont le pédicule s'écarte à angle droit de la surface valvulaire, et bientôt après s'infléchit verticalement ; par suite, cet appendice plonge dans la cavité ventriculaire. Sa longueur est de 15 millimètres, il est évasé, aussi long que large, épais de trois millimètres seulement.

Il est hérissé d'un grand nombre de saillies arrondies, et en conséquence il ressemble exactement à une crête de coq, bourgeonnante non-seulement sur son bord libre, mais aussi sur ses deux faces. La surface de ce prolongement végétant est blanche, le centre mou et friable, est d'un gris noirâtre. Le pédicule d'attache est mince, très faible, et s'est rompu pendant l'examen.

Indépendamment de ce prolongement et de la dépression anévrysmatique, la surface valvulaire présente au pourtour des saillies et des ulcérations de moindre importance.

Du côté de l'oreillette, on observe deux saillies principales, l'une arrondie, régulière, grosse comme une noisette correspond à la dépression signalée de l'autre côté de la lame valvulaire, c'est le fond de la poche anévrysmatique. L'autre saillie tomenteuse, est comparable aux végétations de la face ventriculaire, elle est également molle et friable.

L'autre valve mitrale ne présente aucune formation récente, elle est seulement épaisse et comme fibreuse. Si nous rapprochons cette apparence de la coloration opaline de l'endocarde sur les piliers du ventricule gauche, et surtout de l'état fibreux de l'endocarde auriculaire, nous sommes autorisés à y voir les traces d'une endocardite ancienne.

A l'*orifice aortique*, une seule sigmoïde est tout à fait saine, celle qui correspond à la cloison. Les deux autres présentent des végétations sur leur face interne ; sur la sigmoïde mitrale, la saillie végétante à la grosseur d'un petit haricot ; sur la sigmoïde gauche, elle a le volume d'une lentille.

Le *cœur droit* et l'*aorte*, à partir des sigmoïdes, sont dans un état d'intégrité parfaite.

Rate. Molle, diffluente ; 380 grammes. Infarctus cunéiforme, gris sale, à sa partie supérieure.

Foie. Gros: il pèse 2150 grammes. A la face supérieure du lobe droit, plaque de 8 centimètres de diamètre, de coloration brun violacé. C'est probablement un infarctus.

Intestin grêle. Plaques de Peyer saillantes ; l'aspect réticulé de la surface est plus marqué qu'à l'état normal.

Gros intestin. Sain, mais l'*appendice vermiforme* a des parois épaissies ; son appareil folliculaire est tuméfié en masse. Pas d'ulcération.

Rein gauche. Très volumineux par suite d'une hydronéphrose, considérable : gros calcul qui obture complètement l'uretère à sa sortie du bassinet. On y voit de plus des infarctus multiples, disséminés, de couleur jaune soufre au centre, violacée à la périphérie.

Encéphale. Dans la scissure de Sylvius, des deux côtés exsudat sous-arachnoïdien et infiltration purulente de la pie-mère. Vaisseaux artériels exsangues ; pas de caillots oblitérants.

Liquide ventriculaire est abondant et opalin. La substance cérébrale a sa consistance et son aspect normaux ; dans le *cervelet*, un exsudat purulent recouvre le vermis supérieur.

L'observation qui précède est un beau cas d'endocardite végétante-ulcéreuse, évoluant sur un terrain déjà préparé par le rhumatisme. L'examen des végétations décrites au niveau des valvules a été fait par M. Netter, chef de clinique de M. le professeur Jaccoud. Il a trouvé que ces végétations contenaient le microbe ovoïde lancéolé, encapsulé de la pneumonie et ce microbe seul.

Par où s'était faite l'introduction dans l'organisme ? C'est ce qu'il n'est pas permis de préciser dans ce cas. Quant à la pullulation du pneumocoque au niveau de la mitrale, elle s'explique par ce fait que cette valve avait été déjà malade, qu'elle avait été touchée par le rhumatisme un an auparavant, qu'elle présentait par suite un lieu de moindre résistance. Cette forme spéciale de l'endocardite végétante est assez intéressante pour que les détails sur lesquels nous avons insisté ne paraissent pas superflus.

La clinique démontre donc qu'au cours de la pneumonie ou pendant la convalescence, on peut voir apparaître l'endocardite ulcéreuse végétante. L'expérimentation, de son côté, fait voir que, dans le plus grand nombre de cas, la végétation est liée à l'arrêt et au développement sur l'endocarde, du microbe pathogène de la pneumonie, du pneumocoque.

Ce fait a été surtout bien mis en lumière par M. le Dr Netter à la suite d'expériences entreprises par lui et qu'il a relatées dans le mémoire dont nous avons parlé plus haut.

Il est d'abord démontré que le pneumocoque existe dans la végétation endocardique. Les observations de Bozzolo, de Osler, de Cornil et Babès, de Netter, concordent toutes sur ce point. Si l'on râcle la surface d'une végétation et qu'on examine le produit du raclage, on voit une foule de microbes lancéolés losangiques réunis deux par deux en général et entourés soit d'une capsule soit d'un halo brillant. Ce sont là les caractères des micro-organismes de la pneumonie.

Ces pneumocoques ne sont pas d'ailleurs seulement à la surface des végétations, où le sang, en circulant, pourrait les avoir déposés; si l'on fait une coupe de ces végétations mêmes, on les trouve jusque dans la profondeur du tissu.

Il reste à démontrer que le micro-organisme trouvé dans les végétations endocardiques est le même que celui que l'on a décrit dans la pneumonie. Cette démonstration n'est pas aisée à donner. En effet, les cultures pures de pneumocoques sont faites en se servant de matières empruntées au malade pendant la vie ou recueillies aussitôt que possible après la mort. Or, à Paris, il est impossible d'obtenir ainsi les végétations de l'endocardite pneumonique, les autopsies ne pouvant être pratiquées que 24 heures après le décès. D'ailleurs à quoi devraient ressembler ces cultures ? La description de Friedländer ne s'accorde pas avec celle de Talamon, pas plus que celle-ci ne concorde avec celles de Sänger et de Fraenkel.

M. Netter a habilement tranché la question. En inoculant à des animaux (cobaye, lapin, souris) des parcelles de végétations endocardiques, il est arrivé à produire chez eux des pneumonies et des pleurésies identiques à celles que l'on obtient chez les mêmes animaux en inoculant des produits pneumoniques, ou encore des cultures pures de pneumoniques.

Retournant son expérience, il a tenté de produire expérimentalement une endocardite végétante en inoculant les produits de l'exsudation pneumonique. L'inoculation simple, sans préparation préalable de l'animal en expérience, a toujours échoué ; jamais, de la sorte, il n'a pu produire de détermination sur l'endocarde. Il a alors préparé le cœur de l'animal suivant la méthode de Rosenbach et Wyssokowitch. Par la carotide droite dénudée et ouverte, il fait descendre un stylet qui, à travers les sigmoïdes pénètre dans le ventricule gauche. La plaie

cervicale est alors fermée et pansée d'une façon antisep-
tique. L'animal ne paraît pas incommodé du traumatisme
pratiqué sur son cœur.

Le lendemain de l'expérience, on injecte un liquide
chargé de pneumocoques, soit du suc pneumonique
humain, soit l'exsudat d'une pleurésie concomitante, soit
une culture pure de pneumocoques. Les animaux meu-
rent au bout d'un temps variable entre 40 et 60 heures,
avec les phénomènes d'une infection générale. De plus,
à l'autopsie, on trouve des lésions d'endocardite végétante.

Le résultat de ces expériences est tout à fait concordant et démonstratif : d'une part, en inoculant des frag-
ments de végétations, on produit une infection générale
avec localisation pulmonaire ; d'autre part, en faisant la
contre-épreuve, en inoculant les produits de l'exsudat
pulmonaire à des animaux préparés d'avance, on repro-
duit des végétations sur l'endocarde.

Le pneumocoque est dans tous les cas l'agent pathogène qui, après avoir agi sur le poumon, agit secondaire-
ment sur l'endocarde. L'intermédiaire entre le foyer
pneumonique et la lésion cardiaque, c'est le sang. Ceci
est un fait incontestable chez les animaux où l'on trouve
les pneumocoques dans le sang et où on les cultive. Chez
l'homme la chose n'est pas douteuse davantage : Friedländer, Talamon ont trouvé le pneumocoque dans le
sang de leurs malades. Netter a inoculé du sang d'individus atteints d'endocardite pneumonique à des souris,
et celles-ci sont mortes au bout de peu de temps avec
les signes ordinaires de l'infection pneumonique.

Toute pneumonie s'accompagnant nécessairement de

pneumocoques, l'endocardite végétante ulcéreuse en est une complication possible dans tous les cas.

Il est cependant un certain nombre de causes qui favorisent la localisation cardiaque : d'abord celles qui favorisent la diffusion des microbes, puis celles qui leur permettent de s'arrêter sur l'endocarde.

Parmi ces dernières, une place importante revient au rhumatisme qui produit si souvent des lésions de l'endocarde : celles-ci peuvent rester latentes jusqu'au jour où, une pneumonie infectieuse se déclarant, les valves deviennent le siège d'un dépôt morbide, ce qu'explique leur résistance moindre. Mais il est nombre de cas où l'endocarde est vierge de toute maladie antérieure ; la détermination morbide est alors plus difficile à expliquer, et l'on a fait intervenir l'état du sang, sa richesse en fibrine, la tendance de celle-ci à se coaguler dans le cœur, même pendant la vie.

Il est ensuite un certain nombre de causes générales dont on doit tenir grand compte. Il est certaines périodes où la pneumonie acquiert une gravité particulière et où des épidémies de maison ont été signalées. Au printemps de 1886, une véritable épidémie de pneumonie s'est déclarée, et l'endocardite ulcéreuse en a été une complication fréquente. Des pneumonies se montrent souvent comme une complication de la grippe ; c'est ce qui a eu lieu pour une petite épidémie apparue à la Pitié en 1886 et relatée dans les Archives de médecine (1).

_____

(1) LANCEREAUX et BESANÇON. Etude sur quelques cas de pneumonie. In *Archives gén. de médecine*, sept. 1886.

La grossesse, l'alcoolisme, les chagrins exercent une influence manifeste sur la complication cardiaque.

Enfin, l'endocardite a son maximum de fréquence entre 30 et 50 ans, et diminue avec l'âge, fait curieux et qui paraît en contradiction avec cette observation commune que la pneumonie est d'autant plus grave que le sujet est plus âgé.

CHAPITRE II

Parmi les manifestations extra-pulmonaires de la pneumonie, il en est une dont l'étude toute récente s'est faite grâce au progrès des études microbiologiques, et dont la pathogénie n'avait même pas été soupçonnée jusqu'ici. Nous voulons parler de la méningite évoluant grâce à la pullulation du pneumocoque au niveau des enveloppes de l'encéphale, de la méningite à pneumocoques.

Depuis très longtemps les cliniciens avaient noté la coïncidence possible d'une pneumonie et d'une méningite, et Hippocrate paraît lui-même avoir observé ce fait, quand il dit dans un de ses aphorismes : « Le pronostic est grave quand le phrénitis complique la pneumonie. » Andral, Chomel, Grisolle ont noté dans nombre d'autopsies la présence de méningites chez des sujets ayant succombé à la fièvre pneumonique.

Les travaux d'Immermann et de Keller, en Allemagne, ceux de Jirkel en Belgique, ceux de Laveran et de Barth en France, avaient contribué à éclairer l'étude de cette méningite spéciale ; mais la pathogénie de cette affection n'est bien connue que depuis les mémoires récents de

Netter (1), de Weischelbaum (2) et de Neumann ; on sait aujourd'hui que la méningite est sous la dépendance immédiate, directe, de la pneumonie, que ces deux affections sont liées à la présence et au développement du même micro-organisme, le pneumocoque lancéolé de Fraenkel, que l'existence d'une pneumonie antérieure n'est pas absolument indispensable, le pneumocoque trouvant pour arriver jusqu'aux méninges de nombreuses voies, et tout spécialement la voie naso-buccale.

La méningite pneumonique peut évoluer sous les masques les plus divers, et donner jusqu'au dernier moment le change à l'observateur même le plus attentif. Dans un grand nombre de cas, plus de la moitié d'après les statistiques, l'évolution de la méningite est latente : l'agitation, la stupeur, le délire qu'on note en telle circonstance sont mis sur le compte de la fièvre pneumonique, et la lésion encéphalique est forcément méconnue. Sa découverte est une véritable surprise d'amphithéâtre.

Lorsque la méningite s'accompagne de symptômes marqués, ceux-ci varient suivant les sujets, de sorte qu'on ne peut décrire dans un même tableau toutes les formes du mal, et qu'on est forcé d'établir un certain nombre de types séparés.

Une des formes les plus fréquentes et aussi les plus simples, c'est la forme *méningitique* où les phénomènes d'excitation cérébrale dominent, rappelant ainsi le

(1) NETTER. De la méningite due au pneumocoque (avec ou sans pneumonie). In *Arch. gén. de méd.*, 1887.
(2) WEISCHELBAUM. *Fortschritle der medicin*, 1887.

tableau classique de la méningite aiguë. Les malades
ont un délire violent, actif, ils cherchent à descendre de
leur lit, et doivent être maintenus sous les couvertures ;
les pupilles sont touchées, la nuque se raidit, l'intelligence devient obtuse, la photophobie est extrême, et la
mort survient enfin au milieu d'une somnolence marquée, entrecoupée de phénomènes convulsifs.

Voici une observation d'Immermann qui peut servir
de type à la description que nous avons en vue.

OBSERVATION IV

(IMMERMANN et KELLER)

Méningite pneumonique. — Forme méningitique. — Mort.

Un homme de 42 ans, alcoolique, sujet aux pneumonies, est
pris, le 19 janvier 1887, d'un violent frisson suivi de fièvre,
point de côté et toux. Le 22 janvier, il est traité à la polycli-
nique, et du 22 au 26, il présente les signes réguliers d'une pneumonie du lobe inférieur gauche.

Dans le courant de la journée du 27, douleurs violentes dans
la nuque. En même temps, délire actif. Le malade cherche à
quitter le lit, agite ses membres en tous sens, émet des sons
inarticulés.

Le 28 (dixième jour). Délire violent, légère raideur de la
nuque. Pupilles modérément dilatées, réagissant d'une façon
normale, 40°.

On le transporte à la clinique. Dans l'après-midi, le délire
furieux continue accompagné de tremblement. Selles involon-
taires. 40°,2.

Le onzième jour, le délire violent toute la nuit a cessé le matin ; mais l'intelligence est très obtuse. Des deux côtés, myosis

extrême. Photophobie. Raideur de la nuque très marquée, s'étend à la partie supérieure du tronc. Plaintes vives quand on essaie de redresser la tête.

La pneumonie s'étend en haut.

Le douzième jour. Dans la nuit, mouvements convulsifs des deux membres supérieurs, somnolence marquée, 56 inspirations. Les conjonctives sont très injectées, les cornées ternes. Rétention d'urine. 40°,1. Mort à 1 heure et demie de l'après-midi.

Pneumonie gauche en hépatisation rouge gris. Exsudat purulent à la convexité et à la base, s'étendant dans le canal rachidien. Puis le long de l'acoustique et du facial dans l'aqueduc de Fallope.

Lorsque la méningite évolue avec des symptômes aussi spéciaux, elle est fatalement décelée pendant la vie ; aussi peut-on dire que cette forme méningitique est celle qui est depuis le plus longtemps connue et décrite. Récemment, M. le Dr Mathieu (1) en a rapporté une très belle observation qu'on trouvera dans les Archives générales de médecine de 1886.

Une deuxième forme remarquable par l'acuité et la brusquerie des accidents, c'est la *forme apoplectique*. Dans le cours d'une pneumonie, et sans que rien puisse faire prévoir accident semblable, le malade est frappé par un véritable ictus apoplectique. Il perd subitement connaissance ; les membres sont en résolution complète et retombent lourdement quand on les soulève.

Dans quelques cas, l'analogie avec une attaque d'apoplexie est encore plus manifeste, il y a perte absolue du mouvement dans toute une partie du corps, hémiplégie

(1) MATHIEU. *Archiv. gén. de méd.*, 1886.

véritable, et même quelquefois de l'aphasie. Cette prédominance des phénomènes morbides d'un côté des corps s'explique souvent à l'autopsie : les méninges du côté opposé à l'hémiplégie sont beaucoup plus épaissies que celles qui recouvrent l'autre hémisphère.

Inglessis, dans sa thèse, donne une observation de méningite pneumonique à forme méningitique que nous transcrivons ici :

OBSERVATION V

(In thèse d'INGLESSIS).

Pneumonie. — Méningite cérébro-spinale. — Forme apoplectique.

Femme de 71 ans, entre à l'infirmerie de la Salpêtrière, le 28 février 1852, le quatrième jour d'une pneumonie double prédominant à gauche.

2 mars (septième jour). Herpès labial.

Le 3 (huitième jour). Amélioration considérable.

Les jours qui suivent, progrès ininterrompus. Signes de résolution des deux côtés.

Le 8, au matin, état satisfaisant. Mais à partir de trois heures et demie, l'état de la malade a complètement changé ; elle est couchée sur le dos, son regard est vague et hagard ; les paupières sont à demi fermées et les conjonctives sont injectées, la face est fortement injectée ; les mâchoires sont violemment fermées ; il y a comme un bruit de vent dans les narines et dans la bouche, les joues sont agitées comme des voiles mobiles ; la joue droite surtout est repoussée et gonflée à chaque expiration. Les membres sont dans une résolution à peu près complète, ils retombent quand on les a soulevés, et il faut les pincer fortement pour y déterminer quelques mouvements spontanés. La malade ne semble entendre aucune des questions qu'on lui adresse ; elle porte la tête tantôt à droite, tantôt à gauche. 100 pulsations. Pouls petit, serré, résistant concentré.

Ventouses scarifiées à la nuque, sang non couenneux ; à neuf heures du soir, même état. A la suite des ventouses, il y a eu un peu d'agitation, la malade sort à moitié de son lit ; elle ne répond pas toujours aux questions. 120 pulsations.

Le 9. Somme stertoreux. 132 pulsations. Pupilles contractées, sclérotiques injectées. Un peu de contracture dans les membres supérieurs ; la sensibilité n'est pas abolie dans les membres inférieurs.

Mort dans la nuit du 9 au 10.

Autopsie. — Matière assez consistante, purulente, répartie sous forme de vermisseaux suivant les lignes de séparation des circonvolutions. Cette matière, dans certains points, pénètre jusqu'au fond des anfractuosités. A la base du cerveau, la matière purulente forme des plaques verdâtres autour des lobes olfactifs et à la face inférieure du cervelet, au niveau des pédoncules cérébelleux. Dans l'espace sous-arachnoïdien de la moelle épinière, plaques de pus concret analogue.

Hépatisation très caractérisée du lobe moyen et d'une partie du lobe supérieur du poumon droit.

Telles sont les trois grandes formes cliniques, sous lesquelles se présente la méningite pneumococcique, la forme latente, la forme méningitique vraie, la forme apoplectique. Mais si l'on dépouille les nombreuses observations qui ont été publiées touchant le sujet, et qu'on les groupe d'après les symptômes communs qu'elles présentent, on voit qu'à côté de ces formes principales, il y a place pour des formes secondaires, moins importantes peut-être, mais non pas moins intéressantes, et qui sont dues surtout au siège spécial de la localisation méningée. C'est ainsi que, lorsque les lésions prédominent à la base de l'encéphale, on peut les rattacher à une forme *basilaire* caractérisée par des vomissements, de la fièvre, de la raideur de la nuque, des phénomènes oculo-pupillaires. Telle est l'observation suivante.

OBSERVATION IV

(WILLICH)

Méningite à symptômes basilaires. — Pneumonie le quatrième jour. — Guérison.

Garçon de 5 ans est pris brusquement, du 25 au 26 février, de vomissements, agitation, délire, fièvre.

26 février. Il est vu pour la première fois, 39°,1. Face pâle, agitation. Pouls, 156. Petit, dépressible. Pupilles inégales. Rien aux poumons. Dans la journée, plusieurs vomissements, céphalée. Plusieurs moments d'absence. L'enfant a peine à se tenir sur son séant et ne peut maintenir la tête droite. L'examen de la poitrine montre un peu de rudesse de la respiration à droite, 38°,2.

Le 27. 39°,2. 148 pulsations. L'enfant est inerte. Les membres obéissant à la pesanteur, gardent la position qu'on leur donne.

Dans la journée, quelques cris, grincement des dents. Pas de selles. 39°.

Le 28. Ptosis à gauche. Réflexes exagérés.

1er mars. Excitabilité des réflexes. Dans le lobe inférieur gauche, respiration rude ; râles à grosses bulles. Matité. Souffle bronchique sous l'épine de l'omoplate. 39°,3. 39°,8.

Le 2. Pneumonie plus marquée. L'état général paraît meilleur.

Le 3. Un peu de strabisme.

Le 4. Résolution de la pneumonie, son tympanique. Il y a encore partout du souffle. Défervescence complète, du 5 au 6. La résolution est complète le 7 mars. Râles de retour.

Le 8. Il y a encore une légère inégalité pupillaire. Un peu de ptosis.

Guérison complète le 11.

Parfois enfin les signes de la maladie sont assez caractérisés pour qu'on puisse décrire une forme cérébrospinale de la méningite pneumonique. Les cas de cette dernière forme sont nombreux, et parmi eux nous citerons principalement : l'observation de Homolle (1), celle de Fraenkel, et celle de Willich. Nous donnons ici la première en la résumant.

OBSERVATION VII

HOMOLLE. Résumée.

Méningite cerébro-spinale suppurée chez un enfant atteint d'endocardite chronique avec anévrysme valvulaire de l'orifice aortique et perforation de la cloison inter-ventriculaire.

Le 12 décembre 1873, on amène à l'hôpital des Enfants-Malades, un garçon de 5 ans, bien constitué en apparence, dans un état typhoïde avec fièvre intense. Il a, nous dit-on, été pris passagèrement un mois auparavant de diarrhée et de vomisse-

(1) HOMOLLE. *Bulletin de la Société anatomique*, 1873.

ments. Après une amélioration momentanée, les phénomènes fébriles ont réparu depuis quatre jours, et depuis la dernière nuit, l'enfant est agité, en proie à un délire continuel.

C'est dans cet état que nous le trouvons, le 12 au soir, la tête renversée en arrière, le tronc raide, l'air hagard, l'œil vague. Dans l'ataxo-adynamie, l'agitation et les cris alternent avec une prostration complète.

La fièvre est vive. Pouls 156. Temp. : 39°,2. Pas de phénomène convulsif ou paralytique, pas de troubles oculo-papillaires.

Langue blanche; ventre souple, sans ballonnement, non douloureux, malgré une constipation opiniâtre.

On entend un souffle très net au sommet du poumon droit.

A la région précordiale, frémissement cataire peu accusé. Souffle systolique râpeux qui s'entend dans toute l'étendue de la région précordiale, mais qui prédomine à la base.

13 décembre. Soif vive. Température : 39°,4, 39°,4. Le souffle du sommet droit est devenu plus fort, et l'on entend un léger souffle au sommet gauche. Quelques petites taches purpuriques sur la peau du thorax.

Le 14. Le petit malade a eu un vomissement. Agitation vive, suivie de prostration dans la soirée. Teint plus animé mais respiration irrégulière, pouls petit. Augmentation de la matité cardiaque qui remonte jusqu'à la deuxième côte. Temp. : 39°, 39°,5.

Le 15. Au sommet gauche, outre le souffle tubaire, on entend de nombreux râles sous-crépitants ; à droite souffle manifeste, sans râles. Temp. : 39°,4, 39°,2.

Le 16. La scène change depuis ce matin. Pouls petit, ne peut plus être compté, la respiration précipitée s'accompagne de râles trachéaux : les yeux sont un peu strabiques, les papilles dilatées. Matité cardiaque a diminué. Face colorée couverte de sueur. Respiration à 104 par minute. Temp. : 39°,5, 40°,3.

Le 17. La main droite, animée de petites oscillations rhythmiques, exécute de temps en temps des mouvements automatiques peu étendus ; le membre supérieur gauche tremble par instants. Les yeux sont en déviation conjuguée du côté gauche, mais parfois ils se dévient lentement vers la droite. La respiration est irrégulière, et des intervalles d'apnée succèdent à des séries de mouvements précipités. La mort arrive à 1 heure.

A l'autopsie, on trouve un épanchement peu abondant dans le péricarde, une endocardite chronique avec anévrysme valvulaire de l'orifice aortique et perforation de la cloison inter-ventriculaire. De plus, il y a des lésions de méningite cérébro-spinale suppurée et des lésions pulmonaires à un degré avancé d'évolution ; hépatisation rouge tendant en quelques points à la suppuration, du côté gauche.

Les théories invoquées par les différents auteurs pour expliquer la production d'une méningite à la suite de la pneumonie sont extrêmement nombreuses. Nous cite-rons ici les principales.

L'une des plus anciennes consiste à dire que la méningite est consécutive à la suppuration du poumon : c'est la *théorie pyohémique*. Telle était la conception de Gri-solle ; telle est aussi l'idée défendue plus récemment par un élève de M. Duguet, le D' Salvy, dans sa thèse inau-gurale. Cette théorie est trop exclusive et ne doit pas être acceptée pour la grande majorité des cas.

L'on sait d'abord que la méningite suppurée n'est pas une complication fréquente de la pyohémie ; quand elle existe elle est d'ordinaire liée à la présence d'abcès mé-tastatiques dans l'encéphale, et le pus jaunâtre, ambré qui caractérise son exsudation ne ressemble en aucune façon au liquide louche et de consistance fibrineuse qui caractérise la méningite pneumococcique.

Enfin, si l'on consulte les statistiques, on voit que la

suppuration pulmonaire accompagne la méningite à peine 15 fois sur 100 ; tandis que 40 fois sur 100, les lésions pulmonaires ne sont autres que l'engouement ou l'hépatisation rouge.

Il est bien évident que dans ces derniers cas, la théorie pyohémique est en défaut. On doit donc rejeter l'infection purulente comme cause univoque de la méningite suppurée dans le cours de la pneumonie ; posée en ces termes, la conclusion est beaucoup trop absolue et ne résiste pas à l'examen des faits. Mais, pour se tenir dans les limites de la stricte observation, il faut dire que dans un certain nombre de cas, une méningite pyohémique peut succéder à la pneumonie.

Netter, dans le mémoire cité plus haut rapporte l'observation d'un malade de Lancereaux qui succomba à une méningite, complication de pneumonie, et où l'examen du liquide méningé fit reconnaître la présence d'organismes arrondis, disposés bout à bout, ayant les dimensions et les dispositions du streptocoque pyogène. Une culture donna l'aspect des colonies caractéristiques, et l'injection de cette culture à une souris amena la mort avec tous les caractères de l'infection par streptocoques.

Il s'agit là d'un véritable fait d'infection secondaire au cours de la pneumonie ; M. le professeur Jaccoud dans sa communication de 1886 à l'Académie des sciences a montré que l'infection purulente elle-même (infection staphylococcique avec abcès multiples) pouvait suivre la pneumonie.

La *théorie veineuse* de la méningite pneumonique a été soutenue en 1873, par M. Vernouil. Pour lui, la complication encéphalique serait provoquée par la stase veineuse se produisant au niveau du cerveau par le fait de la pneumonie. Mais, à supposer que cette prétendue stase existe dans les méninges, il resterait encore à prouver qu'elle est capable de provoquer des phénomènes d'inflammation ; or rien n'est moins démontré. De plus, il semble que les pneumonies doubles devraient s'accompagner plus souvent de méningites que celles unilatérales ; car dans ces cas, la stase veineuse serait au maximum. Or, la statistique démontre que l'inflammation méningée n'est pas plus fréquente dans les pneumonies doubles, que dans les pneumonies unilatérales.

M. Laveran, transportant à la méningite pneumonique l'explication proposée par Lépine (de Lyon) pour l'hémiplégie pneumonique sans lésion centrale, et s'appuyant sur les expériences de M. Goujon, a proposé une *théorie réflexe*. L'inflammation méningée serait la conséquence d'un réflexe partant du poumon affecté et ayant pour siège le sympathique. Or, les expériences de Goujon n'ont pas été confirmés par Vulpian, et Netter, sectionnant les deux nerfs sympathiques à des lapins à qui il avait inoculé des pneumocoques, n'a pu obtenir aucune trace de méningite.

Enfin une dernière théorie, la *théorie embolique* a été soutenue par Lancereaux et son élève Petit, puis par Huguenin et Nauwerk. Cette théorie prend pour appui les faits, et ils sont nombreux, où l'on trouve à la fois de la pneumonie, de l'endocardite, de la méningite. La végétation partie de l'endocarde valvulaire établit le lien qui unit la lésion méningée à la lésion cardiaque. L'unilatéralité des lésions et l'apparition parfois brusque des accidents sont les deux principaux arguments qu'apportent les défenseurs de la théorie embolique. Mais ces caractères sont loin d'être communs dans les cas de méningite publiés ; de plus, l'endocardite ne se trouve pas forcément associée aux troubles méningés, et dans ces cas, la théorie est évidemment en défaut.

La *théorie microbienne* de la méningite pneumonique paraît aujourd'hui devoir être universellement adoptée. D'après cette théorie, la méningite pneumonique est provoquée directement par le microbe de la pneumonie, par le pneumocoque.

Un grand nombre de travaux ont été publiés pour élucider ce point de pathogénie, et l'un des plus anciens est celui de Klebs. Cet auteur a trouvé un micro-organisme spécial qu'il appelle *monas pulmonale* dans le liquide céphalo-rachidien, dans le mucus bronchique, dans l'exsudat des alvéoles pulmonaires. Cultivant ce monas pulmonale, Klebs l'a inoculé à des animaux et est arrivé à provoquer une pneumonie. Ces faits de Klebs sont extrêmement intéressants, et ils ont ouvert la voie aux chercheurs, mais il ne peuvent être regardés comme absolument démonstratifs, étant donnée l'insuffisance de la technique bactériologique à l'époque où Klebs écrivait son mémoire.

Les travaux d'Eberth, de Jurgensen font une lumière plus grande sur les propositions avancées par Klebs, et le dernier affirme même d'une manière absolue la nature infectieuse de la pneumonie franche.

Quand Friedländer eut découvert le pneumocoque en-

capsulé, quand il eut annoncé que des cultures de ce
pneumocoque inoculées à des animaux produisaient la
pneumonie, les observateurs cherchèrent la présence de
cet organisme dans les exsudats méningés ; Cornil et
Babès, Firkett, Foä, Sänger, Weischelbaum ont décrit
dans ces exsudats des microcoques ovoïdes ou lancéolés,
généralement groupés par paires, entourées de cette au-
réole incolore, la capsule à laquelle Friedländer attache
tant d'importance.

Ces résultats étaient bien faits pour forcer la convic-
tion : il restait cependant un dernier ordre de preuves à
fournir ; il s'agissait de reproduire des méningites typi-
ques en injectant des pneumocoques sous les méninges
d'animaux. Ces expériences ont été tentées, sans succès
d'ailleurs, par Fraenkel, par Foä et Bordone-Uffredozzi.

Le Dr Netter a été plus heureux. Dans une première
expérience, il a trépané le crâne d'un lapin vigoureux,
incisé la dure-mère et injecté, dans la partie la plus su-
perficielle de l'écorce, un liquide renfermant des pneumocoques. La mort arrive au bout de 24 heures avec
une température de 40°. A l'autopsie, on trouve une
méningite crânienne totale avec un exsudat rouge vineux,
pâle.

Dans une deuxième expérience, il sectionne les lames
des trois dernières vertèbres lombaires d'un lapin, il
injecte sous la dure-mère un tiers de seringue de Pravaz
d'une culture de pneumocoques. Le lapin meurt au bout
de 36 heures. A l'autopsie, on trouve une méningite
rachidienne et crânienne avec exsudat opalin caractéristique.

De toutes ces expériences, il résulte que dans le cas de méningite pneumonique, l'exsudat inflammatoire contient dans la grande majorité des cas le pneumocoque caractéristique et ce pneumocoque seul. D'autre part l'inoculation du pneumocoque soit au niveau du cerveau, soit au niveau de la moelle produit au bout d'un laps de temps fort court les lésions de la méningite. La conclusion légitime de ceci, c'est que le pneumocoque est l'agent essentiel de la méningite pneumonique.

Toutefois, il reste encore un point important à élucider ; quelles sont les conditions qui rendent possible l'accès des microbes au niveau des méninges ? La clinique et l'expérimentation font voir que tantôt la méningite a lieu par infection générale, le sang puisant le pneumocoque au niveau du foyer pulmonaire et le transportant de là aux enveloppes de l'encéphale ; tantôt par infection locale, car il est démontré aujourd'hui que, dans l'infection pneumonique, il peut exister des pneumocoques dans les régions voisines de la cavité crânienne, dans les fosses nasales, les sinus osseux de la face, le conduit auditif.

Dans le premier cas, la pathogénie est facile à établir et le lien qui unit la lésion du poumon à la lésion du cerveau facile à reconstituer. Le sang se charge de pneumocoques au niveau du foyer thoracique et les transporte dans la cavité crânienne où, s'ils trouvent des conditions favorables à leur développement, ils se multiplient avec rapidité. Cette opinion n'est pas une simple vue de l'esprit ; elle repose sur des observations nombreuses, puisque Friedländer, Talamon et Netter ont rencontré quelquefois le pneumocoque dans le sang des individus atteints.

Il ne faudrait pas s'imaginer cependant que la seule présence du pneumocoque dans les vaisseaux des méninges suffise à produire la méningite ; il est utile que le cerveau soit modifié par une lésion primitive, offrant ainsi un locus minoris resistentiæ.

Netter (1) met à nu l'hémisphère gauche d'un lapin et cautérise au fer rouge la partie ainsi découverte ; il injecte dans le poumon une culture de pneumocoques ; l'animal succombe le second jour, et à l'autopsie on trouve un exsudat gris jaunâtre au niveau des deux hémisphères, exsudat qui fourmille de pneumocoques. Chez l'homme, il n'est pas rare de trouver chez les malades des antécédents pathologiques cérébraux, hémorrhagies, ramollissements, tumeurs de l'encéphale.

Il est d'observation commune que la forme de méningite que nous étudions ici est d'une fréquence remarquable au-dessous d'un an. Peut-être cette fréquence tient-elle à la vulnérabilité plus grande du cerveau des jeunes sujets, mal protégé par une enveloppe crânienne encore mal ossifiée, et aussi peut-être à l'exagération de la nutrition cérébrale. La débilitation de l'organisme doit aussi être mise en ligne de compte : les individus qui succombent sont souvent des mendiants, des convalescents de longue maladie, des cachectiques.

Traube, dans une autopsie qu'il relate, a trouvé de graves lésions rénales. Il ne voit pas là une simple coïn-

---

(1) NETTER. *Loc. cit.*

cidence ; il se demande si dans des cas semblables, on ne pourrait pas invoquer l'absence d'élimination des microbes pathogènes par le rein, de telle sorte que l'infection serait de beaucoup favorisée.

Un certain nombre de faits échappent à l'explication que nous venons de donner. Ce sont ceux dans lesquels la méningite à pneumocoques existe avant le début de la pneumonie : ici il n'y a pas apparence que les microbes puissent être puisés dans le poumon. Ces faits s'expliquent cependant si l'on songe que bon nombre d'auteurs ont trouvé, dans l'infection pneumonique, des pneumocoques dans certaines régions voisines de la cavité crânienne, les fosses nasales, les sinus de la face, l'oreille moyenne ou interne.

M. Cornil, dans ses leçons sur les pneumonies de 1886, a noté la fréquence des inflammations de l'isthme du gosier au cours de la pneumonie. L'amygdalite serait même très fréquente au début de l'infection pneumonique. Les cryptes amygdaliennes sont remplies par un exsudat jaunâtre, fétide, où le microscope décèle de nombreux micro-organisme ; mais parmi eux on trouve des micrococoques lancéolés, encapsulés, ou non, et caractéristiques du pneumocoque.

Weischelbaum (1) dans une communication faite à la Société de médecine de Vienne, a eu l'occasion d'observer deux cas de pneumonie avec méningite, dans ces deux derniers cas il a examiné avec soin les sinus de la face et y a démontré la présence du pneumocoque encapsulé.

(1) WEISCHELBAUM. *Soc. de méd. de Vienne*, 1887.

Netter a examiné avec soin la cavité des fosses nasales et les sinus chez un pneumonique mort sans méningite. La muqueuse qui recouvre la lame criblée de l'ethmoïde était tapissée d'une nappe uniforme, de couleur safran, de consistance gélatineuse rappelant par son aspect certains crachats de pneumoniques. On trouvait une couche exsudative analogue au sommet des fosses nasales. L'examen de ce liquide fut pratiqué, et la présence de nombreux pneumocoques fut constatée. Il n'y avait aucune exsudation sur la muqueuse qui tapisse les sinus frontaux ; mais au niveau des sinus sphénoïdaux se trouvait un liquide clair et visqueux contenant des pneumocoques. Dans un mémoire de Heller, on trouve une observation de méningite pneumonique acccompagnée d'otite purulente sans perforation du tympan. A l'autopsie on trouve de chaque côté un liquide jaune, trouble, purulent, dans la caisse du tympan, le vestibule, les canaux demi-circulaires, le limaçon. Les nerfs facial et auditif baignaient dans le pus. Le mode de pénétration probable du pneumocoque, dans ce cas, c'est sa migration à travers la trompe d'Eustache et son arrêt dans la caisse où il a produit les lésions décelées par l'autopsie. La bilatéralité de l'otite cadre bien d'ailleurs avec cette manière de voir.

Dans une communication toute récente de M. Iscovesco à la Société anatomique, un psammome, adhérent à la lame criblée de l'ethmoïde, s'accompagnait de méningite fibrino-suppurée, à pus vert, concret. C'est là l'apparence ordinaire de la méningite pneumonique.

M. Netter ayant fait l'analyse bactériologique de ce

cas a démontré dans l'exsudat la présence exclusive de l'organisme encapsulé. Il n'existait pas de pneumonie.

Les mêmes parasites se retrouvaient aux points où la tumeur adhérait à la lame criblée. Il est légitimement permis de supposer que les modifications du milieu normal, dues à la présence de cette tumeur qui érodait la lame criblée, ont permis dans ce cas la pullulation intra-méningée d'organismes dans les fosses nasales.

En résumé, on voit qu'il faut admettre deux groupes de méningites pneumoniques : celles qui évoluent après la pneumonie, méningite par infection générale ou par métastase, et celles qui se montrent avant la lésion pulmonaire ou en même temps qu'elle et qui relèveraient de l'infection par propagation. L'expérience aussi bien que la clinique s'ouvrent d'ailleurs pour faire entrer ces deux groupes dans le cadre nosologique.

Ces faits de la seconde catégorie, ceux qui prouvent que les agents pathogènes de la méningite peuvent ne pas être puisés dans le foyer pneumonique, mais arriver directement à l'encéphale servent de transition naturelle, et nous amènent à parler des cas où la méningite à pneumocoques existe seule, en dehors de toute manifestation pulmonaire. Ce sont ces cas qu'on a publiés sous le nom de méningite à pneumocoques sans pneumonie.

Leyden, en 1883, rapporte à la Société de médecine interne de Berlin un cas de méningite cérébro-spinale après otite double, où il a vu des microcoques ovalaires unis deux par deux ou en groupes plus nombreux. Ces microbes ont la plus grande analogie avec ceux de la pneumonie. Leyden n'ose pas conclure à leur identité; mais les connaissances ultérieurement acquises démontrent qu'il s'agit bien là d'un cas de méningite pneumococcique sans pneumonie.

Depuis cette époque, Sänger a publié quatre cas de méningite purulente suite d'otite où l'examen microbiologique a été fait; et dans ces quatre faits, la présence d'un pneumocoque a été démontrée. Pio Foä et Uffredozzi sont arrivés aux mêmes conclusions à la suite de l'examen de pus recueilli dans deux autopsies de méningite cérébro-spinale.

Le professeur Jaccoud, dans une de ses leçons cliniques de la Pitié, s'appuyant sur trois observations de son service et sur les recherches microscopiques de son chef de clinique Netter, montre qu'il y a lieu de réserver, parmi les méningites une place spéciale à la méningite pneumonique sans pneumonie. Netter fit l'examen de l'exsudat, y rencontra le pneumocoque encapsulé, l'inocula à un cobaye qui présenta les signes anatomo-pathologiques de la pneumonie.

Cette méningite spéciale peut jusqu'à un certain point se différencier des méningites dites primitives c'est-à-dire qui évoluent sans microbe pathogène connu. On soupçonnera une méningite à pneumocoques dans les cas où, en l'absence de pneumonie, on trouvera sur les divers viscères des lésions attribuables à l'infection pneumococcique, telles par exemple qu'une pleurésie fibrineuse, une péricardite, une endocardite.

La présence d'une endocardite végétante a surtout une importance considérable dans l'espèce ; car on sait aujourd'hui combien cette variété spéciale d'endocardite s'accompagne souvent d'accidents méningés.

Il est possible, mais non certain, que certaines épidémies de méningite cérébro-spinale soient dues à L'INFECTION PNEUMOCOCCIQUE.

CHAPITRE III

PLEURÉSIE A PNEUMOCOQUES

La pleurésie n'est pas, à proprement parler, une complication de la pneumonie. Aux autopsies de presque toutes les pneumonies franches on trouve sur la plèvre, du côté hépatisé, et au niveau du bloc pneunomique un exsudat pseudo-membraneux blanc verdâtre, recouvrant la séreuse sur une épaisseur de 1 à 2 milimètres.

Il y a ordinairement un peu de sérosité épanchée dans la cavité pleurale. Mais il faut que l'épanchement soit considérable pour qu'on dise qu'il y a complication.

Aussi la pleurésie passe-t-elle le plus souvent inaperçue, ou se traduit-elle seulement par quelques frottements superficiels.

Jusqu'ici les auteurs ont accordé peu d'importance à cet exsudat pleural pseudo-membraneux accompagnant la pneumonie. Ils y voyaient une extension naturelle à la plèvre de l'inflammation du parenchyme pulmonaire voisin.

Mais aujourd'hui la question a pris un autre aspect. Il est certain que c'est là une localisation de la maladie pneumonique. C'est ainsi qu'elle peut se montrer sur des points fort éloignés du bloc hépatisé. Dans ses leçons de 1886 publiées dans le Journal des connaissances médicales, M. Cornil, a même fait observer qu'on trouvait fréquemment à l'autopsie *la pleurésie du côté opposé à la pneumonie.*

De plus, l'examen microscopique révèle dans l'exsudat pleural la présence de nombreux cocci lancéolés.

Voici une observation, que nous empruntons à la thèse de M. Ménétrier (1), et qui montre bien l'aspect ordinaire de la pleurésie pneumonique, et le résultat de l'examen bactériologique.

OBSERVATION VIII

(MÉNÉTRIER. *Loc. cit.*)

Pneumonie et Pleurésie pneumonique. — Péricardite.

Frédéric B..., 48 ans, entré le 19 mai, salle Jenner, n° 46.

Cet homme a toujours joui d'une bonne santé ; il présente des signes d'intoxication alcoolique, et avoue des excès fréquents. De plus il vient de la prison de la Santé et c'est là qu'il a contracté sa maladie.

Dans la journée du 16 mai, il a été pris d'un frisson violent et de point de côté à droite. Depuis, il est gêné pour respirer, tousse, mais ne crache pas. Le jour de l'entrée, il est un peu agité, bavard, sans délire.

L'oppression est médiocre. A l'examen de la poitrine, on trouve du côté droit, et en arrière, de la matité avec affaiblis-

(1) MÉNÉTRIER. *Grippe et pneumonie en 1886.* Th., Paris, 1887.

sement des vibrations, s'étendant de la base jusqu'à la partie moyenne.

Souffle à timbre aigu, pleurétique, aux deux temps de la respiration; égophonie, voix soufflée, pectoriloquie aphone. Quand le malade tousse, on entend, en outre, derrière ce souffle, des râles sous-crépitants assez gras.

A gauche, respiration supplémentaire. Le cœur est sain. L'urine renferme une légère quantité d'albumine.

Température 39°,8.

En présence de ces symptômes, on porte d'abord le diagnostic de pleurésie droite, avec congestion pulmonaire.

Traitement. — Potion alcoolisée, ventouses sèches.

Le lendemain, les signes physiques ne sont pas modifiés, mais le malade dit avoir rendu trois crachats sanglants qui n'ont pas été conservés.

Temp. matin, 39°,8; soir, 39°,6. Le 21. Ce matin, on trouve dans le crachoir quelques crachats rouillés et visqueux, caractéristiques de pneumonie.

Les signes d'auscultation sont moins distincts ; ce qui domine c'est l'affaiblissement du bruit respiratoire.

Temp. matin 39°, soir 40°.

Le 22. Le malade est extrêmement oppressé, asphyxiant ; il est couvert de sueurs froides et ne peut se tenir couché ; râle trachéal.

Temp. 38°,4. On lui pratique une saignée de 400 gr. qui n'amène pas grand soulagement, et la mort survient à deux heures de l'après-midi.

Autopsie. — La plèvre droite renferme trois cents grammes de liquide jaune, dans lequel flottent des flocons de fibrine. Les deux feuillets de la plèvre sont en outre recouverts d'une épaisse couche de fibrine.

Le lobe inférieur du poumon droit est solide en totalité. Au niveau du bord postérieur, le tissu est à l'état d'infiltration purulente ; on y trouve un petit abcès gros comme un œuf de pigeon. Par places se rencontrent de petits grumeaux jaunes, qui sont des moules fibrino-purulents d'alvéoles emphysémateux. A la partie moyenne, hépatisation grise, granuleuse, renfermant quelques noyaux du volume d'une noisette, granuleux aussi, mais noirs, hémorrhagiques.

Cette hémorrhagie paraît liée à des thromboses vasculaires. car au centre d'un de ces noyaux, on trouve un vaisseau oblitéré par un caillot blanc jaunâtre et adhérant à la paroi. Les petites bronches de ce lobe renferment des moules fibrineux. Les lobes supérieurs sont sains,

A gauche, la plèvre est adhérente.; le poumon présente seulement au sommet quelques noyaux fibreux et crétacés.

Le péricarde renferme une petite quantité de liquide jaune. Ses deux feuillets présentent par places, des exsudats fibrineux, et quelques plaques d'hémorrhagie en pointillé. Le cœur est sain.

Les centres nerveux sont sains. L'examen microscopique montre des pneumocoques dans les exsudats pleural et péricardique, dans le suc pulmonaire et dans la sérosité péritonéale.

En outre, le sang obtenu par une saignée pendant la vie, a été inoculé par M. Netter, le 22 mai, à deux souris et à un lapin. Ces trois animaux sont morts d'infection le lendemain; et chez tous on a observé des pneumocoques en grand nombre dans le sang et dans les sérosités du péritoine et des plèvres.

M. Netter, dans des expériences communiquées à la Société anatomique au mois de mars 1886, a montré qu'on pouvait produire expérimentalement de semblables lésions pleurales chez les animaux par inoculation de cultures pneumococciques.

Chez l'homme donc, la pleurésie à pneumocoques accompagne ordinairement la pneumonie; le plus souvent elle siège au niveau même du bloc hépatisé; quelquefois en un autre point de la surface pulmonaire; quelquefois enfin du côté opposé à la pneumonie.

Ce n'est pas tout. *La pleurésie à pneumocoques peut exister chez l'homme, sans pneumonie.* Il y a une pleurésie primitive à pneumocoques.

Cette pleurésie pneumonique peut affecter le début brusque, solennel, dramatique, de la pneumonie franche ordinaire. Le malade frissonne, la température s'élève ; mais les crachats manquent ; les signes stéthoscopiques de la peumonie font défaut. L'infection pneumonique emporte le malade, et l'on ne constate à l'autopsie, pour toute lésion qu'un exsudat pleural qui fourmille de pneumocoques.

Nous trouvons une observation remarquable de cette forme dans le mémoire de MM. Lancereaux et Besançon. C'est au cours d'une épidémie de pneumonie que le malade contracta son affection. Le poumon fut trouvé simplement congestionné. Les lésions pneumococciques étaient localisés à la plèvre.

OBSERVATION IX

(LANCEREAUX et BESANÇON. *Loc. cit.*)

Pleurésie fibrino-suppurée à pneumocoques, sans pneumonie

Le nommé P... (Jean), âgé de soixante-deux ans, tailleur, entré le 21 janvier 1886 à l'hôpital de la Pitié, est porteur de lésions syphilitiques tertiaires anciennes pour lesquelles il est depuis longtemps soigné (gommes sous-périostiques du frontal et des pariétaux, éboulement du nez à la suite d'une gomme de la cloison, etc.).

On le soumet au traitement par l'iodure de potassium.

C'est un homme robuste, encore bien musclé, légèrement

obèse et emphysémateux. Il est couché dans la première salle Piorry, où s'accumulent de nombreux pneumoniques pendant les premiers jours du mois de mars.

Le 12 au matin, on le trouve assis sur son lit, souffrant d'un point de côté qui date de la veille. Le point de côté est localisé à gauche dans la région du mamelon.

L'oppression est modérée. Il existe quelques accès de toux quinteuse, des crachats muqueux peu abondants. Aucune modification de la sonorité à la percussion ; quelques gros râles sonores dans toute la poitrine.

Le soir, l'état de ce malade s'est notablement aggravé ; il y à de l'inquiétude, de l'anxiété. La respiration est fréquente, entrecoupée, suspirieuse ; le pouls est petit, rapide ; le point de côté, assez violent, persiste au même endroit.

Le malade est dans un état demi-comateux. Il ne réagit qu'aux fortes excitations et répond à peine aux questions par quelques monosyllabes. Face pâle, lèvres cyanosées. R. 30. Pouls filiforme, d'une petitesse extrême, presque imperceptible, très fréquent, mais difficile à compter. Diminution de la sonorité à la base gauche. Quelques frottements pleuraux au même niveau. Mort à trois heures de l'après-midi.

Autopsie. — Outre des lésions multiples de syphilis tertiaire, et deux petits kystes hydatiques du foie, en voie de guérison, avec quelques hydatides mortes et affaissées, on constate ce qui suit :

Poumon droit. — Immobilisé par des adhérences anciennes, surtout marquées à la base, au niveau du cul-de-sac costo-diaphragmatique de la plèvre. Emphysème des deux lobes supérieurs. Congestion de la base. Le parenchyme est partout crépitant à la pression, et l'air s'échappe à la surface de la coupe.

Poumon gauche. — A la base, et le long du bord postérieur, couche d'exsudat pleural fibrino-suppuré de 1 mill. 1/2 d'épaisseur, sans épanchement liquide de la plèvre. L'examen ultérieur de cet exsudat y fait découvrir la présence de nombreux cocci ovoïdes, en couples ou disposés par séries de trois. Autour de quelques couples, la capsule est apparente (violet de gentiane, acide acétique au tiers).

A la coupe de poumon, on voit que le lobe inférieur, dans toute son étendue, ne crépite plus et est légèrement tuméfié. La coupe est rouge, lisse, sans granulations.

Un fragment précipité dans l'eau, reste entre deux eaux. A la pression il s'écoule des petites bronches un peu de liquide rosé. Le reste du poumon est emphysémateux.

Rien aux méninges ni à l'endocarde.

Cœur. — Volumineux, mou, surchargé de graisse, un peu dilaté, sans liaisons d'orifice.

Péricarde normal.

Aorte saine.

Rien dans les autres organes.

Mais il est une autre forme de pleurésie pneumonique. C'est celle qui affecte les allures d'une pleurésie purulente bénigne, d'un empyème bénin analogue aux cas décrits dans la thèse de Sainton.

Cette pleurésie purulente peut être consécutive à la pneumonie. Elle affecte alors un certain nombre de caractères qui la différencient des autres pleurésies.

Ce sont : le peu de gravité de la maladie, la fréquence des vomiques et du pneumo-thorax. Dans la statistique de Netter (1), on trouve pour 89 cas de pleurésies purulentes consécutives à la pneumonie 76 guérisons et 20 cas de perforations pulmonaires.

Or, ces mêmes caractères peuvent se rencontrer dans des pleurésies purulentes sans pneumonie antérieure. On doit alors supposer leur nature pneumococcique et pra-

(1) NETTER. De la pleurésie purulente à pneumocoques sans pneumonie. *Soc. anat.*, juillet 1887.

tiquer l'examen bactériologique du liquide obtenu par la ponction. Il n'y a pas seulement un intérêt scientifique à procéder ainsi, mais aussi un puissant intérêt pratique, puisqu'on peut affirmer, si l'analyse microbiologique révèle la présence du pneumocoque, la bénignité probable dans la maladie.

Dans trois cas M. Netter a pu porter chez les indivi-dus atteints de pleurésie purulente, le diagnostic de pleu-résie pneumococcique grâce à cette méthode d'investiga-tion.

Ces empyèmes bénins à pneumocoques paraissent surtout fréquents chez les enfants.

CHAPITRE IV

Voici ce que dit Lépine, dans son article si complet du Dictionnaire, sur la péricardite liée à la pneumonie : « Bouillaud la croit commune dans la pneumonie grave. Grisolle conteste cette assertion. En fait, à Vienne, dans une statistique portant sur près de 6,000 pneumonies, on ne l'a notée qu'une fois sur 200. A Stockholm, sur près de 3,000 pneumonies, elle a été près de deux fois plus fréquente qu'à Vienne. A Bâle, elle a été beaucoup plus commune, car elle y a été observée près de 4 fois sur 100. Je suis porté à croire qu'elle est moins rare que ne l'indiquent les deux premières statistiques, car n'étant pas facile à reconnaître sur le vivant, elle doit passer souvent inaperçue.

Il importe de distinguer les péricardites assez accentuées pour donner lieu à des symptômes et constituer une *complication* de celles qui ne s'accompagnent pas d'épanchement et ne sont par conséquent qu'un incident de peu d'importance pendant l'évolution de la pneumonie. Je ne dirai rien des dernières. Quant aux premières, véritable complication, et des plus graves, elles agissent en mettant obstacle à l'activité cardiaque. Leur effet le plus facilement appréciable est l'abaissement de la température du malade.

Naturellement le pouls devient faible et petit ; mais j'insiste surtout sur l'abaissement de la température, car n'étant pas une conséquence aussi directe de l'affaiblissement du cœur que la faiblesse du pouls, on est a *priori* moins disposé, si l'on n'est pas prévenu, à lui attribuer sa véritable signification.

Voici un exemple de péricardite avec abaissement de la température, je l'emprunte à Lorain. Il s'agit d'un jeune homme de 17 ans atteint de pleuro-pneumonie, dont la température, après une élévation assez forte au début, subit, cinq jours après l'entrée du malade à l'hôpital, et 13 jours après les premiers symptômes en même temps qu'on percevait des frottements péricardites, un abaissement considérable et se maintint dès lors constamment à 37°, 5, sauf le dernier jour que la température remonta d'un degré. Le pouls régulier reste pendant ce temps entre 80 et 90°, sauf le dernier jour où il remonte brusquement à 100°. Le péricarde, à l'autopsie, renfermait 600 gr. de liquide sanguinolent.

Sauf dans le cas où existe, en même temps que la pneumonie, une pleurésie qui se propage au péricarde — tout récemment, le Dr Colrat m'a montré plusieurs cas de cette propagation, — les rapports de la péricardite avec la pneumonie ne sont pas toujours très-faciles à expliquer ». L'article de Lépine date de huit ans à peine. Depuis cette époque, la question a fait quelque progrès.

La péricardite accompagne fréquemment la pneumonie. Après la localisation pleurale, c'est celle qu'on observe le plus souvent.

Elle peut ne donner lieu à aucun signe et n'être qu'une trouvaille d'autopsie. Et dans ce dernier cas, ce n'est pas seulement un léger dépoli ou une plaque limitée du péricarde que l'on peut trouver, c'est souvent une véritable tartine de beurre avec adhérences fibrineuses des deux feuillets de la séreuse. M. Cornil, dans les leçons que nous avons eu plusieurs fois l'occasion de citer, a rapporté trois observations de ce genre. Les malades avaient été auscultés avec soin.

Dans d'autres faits, la lésion péricardique a pu être reconnue pendant la vie. Nous avons recueilli et observé nous-mêmes un fait semblable dans le service de M. le professeur Proust à l'Hôtel-Dieu. Il s'agissait d'un jeune homme soigné depuis plusieurs semaines dans la salle pour un mal de Bright, et qui mourut d'une pneumonie avec péricardite. Nous ne donnons que la partie de l'observation qui a trait à la maladie intercurrente.

OBSERVATION X (PERSONNELLE)

Pneumonie. — Péricardite à pneumocoques. — Otite.

Le nommé R... Armand, âgé de 22 ans, chapelier, est entré le 24 septembre 1887, salle Saint-Thomas, n° 18, dans le service de M. le professeur Proust, suppléé par M. le D⁻ Barié.

Il est soigné depuis un an pour une néphrite.

Le 14 octobre au matin, avant la visite, il est pris d'un violent frisson avec horripilations, claquements de dents. On lui trouve la peau chaude ; il est en proie à une dyspnée assez vive. Il se plaint d'une vive douleur thoracique à gauche. A l'auscultation, simple faiblesse du murmure vésiculaire à la partie supérieure du poumon gauche.

Les jours suivants les symptômes graves s'accentuent. On perçoit les signes physiques d'une pneumonie du sommet gauche (matité de bois, souffle tubaire, crépitations).

Le malade n'attire pas l'attention sur son cœur par de l'angoisse précordiale ni par aucune modification du pouls. C'est par hasard en auscultant le devant de sa poitrine qu'on perçoit un bruit de cuir neuf extrêmement intense siégeant au niveau du troisième espace intercostal gauche et sous le sternum. Ce bruit péricardique persiste jusqu'à la mort, qui survint le 17 octobre. On diagnostiqua donc la péricardite.

Autopsie. — Le *poumon gauche* est tuméfié, volumineux, dur ; sa surface est recouverte d'un exsudat fibrineux adhérent, A l'incision on constate que la presque totalité du lobe supérieur est transformée en une masse compacte, granuleuse quand on la déchire, lourde, dont un fragment va au fond de l'eau.

Le *poumon droit* est sain. A la partie supérieure des deux poumons on voit des petits noyaux crétacés et des dépressions cicatricielles de tuberculose guérie.

Péricarde. — Il ne contient guère plus d'une cuillerée de sérosité ; son feuillet pariétal ainsi que le viscéral sont dépolis, rugueux et recouverts d'un exsudat fibrineux médiocrement adhérent. Aspect classique de la langue de chat.

Rien à l'*endocarde*.

Rien aux *méninges*.

A l'ouverture du rocher droit, on trouve du pus verdâtre en petite quantité dans la caisse.

L'examen des exsudats pulmonaire et péricardique et du pus de l'oreille, pratiqué par M. Besançon, interne du service, y a montré l'existence exclusive du pneumocoque.

Si dans ce cas, la péricardite a pu être reconnue, on

revanche, elle n'a donné lieu à aucun trouble fonctionnel appréciable. Chez un malade, qui a fait l'objet d'une leçon clinique de M. le professeur Jaccoud et dont l'observation est rapportée par M. Ménétrier, non seulement la péricardite s'est révélée pendant la vie par des signes physiques évidents, mais encore elle a déterminé des phénomènes d'asthénie cardiaque qui ont été pour beaucoup dans la terminaison fatale.

Voici cette observation :

OBSERVATION XI

(MÉNÉTRIER, *Loc. cit.*)

Pneumonie. — Péricardite pneumonique.

Hippolyte F..., 51 ans, maçon. Entré le 5 mai, salle Jenner, n° 9.

Homme grand et fort, paraissant vigoureusement constitué, n'a jamais été malade.

Il fut vers la fin du mois dernier employé à décharger un bateau. Ce travail pénible l'exposait à de fréquents refroidissements, il se mit à tousser, se sentit mal à l'aise, et s'il continua à travailler jusqu'à son entrée à l'hôpital, ce n'était déjà depuis quelques jours que d'une façon fort irrégulière.

A son entrée, on le trouva très dyspnéique, toussant et expectorant des crachats muqueux et spumeux. Il n'a pas de fièvre et ne souffre pas dans la poitrine. La sonorité thoracique est normale. On trouve à l'auscultation des râles sifflants et ronflants un peu partout, et à la base gauche en arrière, des râles souscrépitants assez confluents. Pas de souffle. Les urines ne renferment pas d'albumine.

Cet état s'était fort amélioré, quand le 10 mai, vers neuf heures du soir, une fenêtre étant restée ouverte à côté du lit du malade, il eut froid et frissonna une partie de la nuit. (Il y eut, en effet, un brusque changement de temps, ce soir même, avec un violent orage).

Le lendemain, il était mal à l'aise, et le 12 au matin, il commença à souffrir au côté droit de la poitrine. Cependant, un examen minutieux ne permit de trouver à l'exploration aucun signe positif d'une complication rendue évidente par l'ascension considérable de la température.

Le 13 seulement, on trouve à droite, à la partie antérieure du creux axillaire, un petit foyer tubaire et de râles crépitants en bouffées. Ailleurs, les signes sont toujours les mêmes qu'au moment de l'entrée à l'hôpital, râles sifflants et ronflants disséminés, râles sous-crépitants à la base gauche.

En outre des crachats spumeux des jours précédents, on voit quelques crachats visqueux et rougeâtres.

Le 14. Le foyer axillaire s'étend vers les régions antérieures, mais le souffle et les râles crépitants ne se perçoivent pas en arrière. De plus, au cœur, on entend à la pointe un souffle systolique assez doux, et dans toute la région précordiale, mais plus marqué à la base, où frottement péricardique intense, en va-et-vient. Les battements du cœur sont rapides, mais réguliers. L'urine renferme une petite quantité d'albumine.

On prescrit 0,40 centigrammes de tartre stibié à prendre en plusieurs fois dans la journée, mais l'affaiblissement du malade est tel qu'après une première administration on doit cesser l'emploi du médicament. Il a du moins déterminé des évacuations très abondantes, et un abaissement de la température qui de 40°,9 est redescendu le soir à 37°,5.

Le 15. L'hépatisation a envahi tout le lobe supérieur droit. Au sommet, en arrière, on entend du souffle tubaire ; en avant et dans l'aisselle, il commence à être remplacé par des râles sous-crépitants.

Au cœur, les signes de péricardite sont les mêmes, le souffle de la pointe ne s'accentue pas.

Le 17. Au sommet droit il y a encore du souffle et des râles sous-crépitants, mais tandis que dans ce lobe, l'hépatisation entre en résolution, il s'est formé un nouveau foyer à la base gauche, en arrière, au point où dès le début on entendait des râles sous-crépitants. On y perçoit maintenant du souffle tubaire et des bouffées de râles crépitants. Les crachats sont muco-purulents, avec encore quelques placards rouillés. Les urines sont toujours albumineuses.

Le 18. Le malade est très affaibli. La respiration est pénible, fréquente. L'inspiration s'accompagne d'une dépression des parties latérales et inférieures du thorax. Le pouls est petit, très rapide. Les signes physiques sont à peu près les mêmes; le foyer d'hépatisation de la base gauche s'étend; on entend en outre à la base droite en arrière des frottements pleuraux.

Digitale en infusion, 0,30 centigrammes.

Le 19. La nuit a été mauvaise et pour relever un peu les forces du malade on a dû lui faire plusieurs injections d'éther. Le matin, à la visite, il paraît au plus mal; le pouls est très faible, extrêmement rapide; l'action du cœur est absolument désordonnée.

Les frottements péricardiques persistent et les autres signes physiques sont les mêmes.

Il y a un commencement d'eschare à la région sacrée. Dans l'après-midi, l'état du malade s'amende un peu, les battements cardiaques sont moins précipités, et ont repris un peu de régularité. Vésicatoire à la région précordiale. Infusion de digitale, 0,40 centigrammes.

Le 20. Le malade est moins mal que la veille au matin. Les battements du cœur moins rapides sont encore irréguliers et intermittents. Les signes physiques sont les mêmes. L'hépatisation du sommet droit semble se résoudre lentement. Les crachats sont muco-purulents. L'urine ne renferme plus qu'un léger nuage d'albumine.

Le soir le pouls est redevenu régulier, mais encore très fréquent.

Digitale, 0,40 centigrammes.

Le lendemain et le surlendemain l'amélioration semble continuer, la température baisse, le cœur est plus régulier. On a cessé la digitale qui a produit bon effet. Les frottements péricardiques sont très atténués.

Le 23 au matin, il paraissait encore assez bien, puis dans l'après-midi, l'oppression reprend, le cœur est de nouveau déréglé, le pouls a une fréquence excessive ; le malade est couvert de sueurs froides et il succombe dans la soirée. Ce dernier jour les frottements péricardiques étaient très faibles, à peine perceptibles.

Autopsie, le 25 mai. - Centres nerveux : congestion simple des méninges. Cavité thoracique : la plèvre gauche renferme environ trois cents grammes de liquide citrin. Rien dans la plèvre droite. Poumon droit : le lobe supérieur est aux trois quarts en hépatisation grise uniforme, sans ramollissement du tissu ; avec bouchons fibrineux dans les bronches. A la surface pleurale, quelques plaque fibrineuses. Lobe moyen sain. Lobe inférieur, recouvert de petites concrétions fibrineuses, renferme à sa partie postéro-interne ou petit noyau d'hépatisation plane avec du pus dans les bronches.

Poumon gauche : le lobe supérieur présente au sommet un aspect cicatriciel ; il est anciennement adhérent à la paroi, et renferme quelques noyaux fibreux et crétacés.

Le lobe inférieur est en hépatisation rouge presque totale passant au gris par places. Les bronches à partir du quatrième ordre, renferment des moules fibrineux. Il y a quelques concrétions fibrineuses à la surface pleurale.

Les ganglions du hile sont tuméfiés, l'un d'eux renferme un noyau crétacé.

Les amygdales sont saines.

Le péricarde renferme environ cinquante grammes de liquide jaune. On trouve un groupe de végétations fibrineuses sur l'auricule droite et un autre au voisinage de la pointe. Il s'en trouve aussi aux points correspondants du péricarde pariétal.

Il y a, en outre, à la face antérieure du ventricule droit, une grande plaque opaline œdémateuse. Le cœur est sain et ne présente pas de lésions d'orifices.

Le foie est sain. La rate grosse et molle. Les reins volumineux et congestionnés.

A l'examen microscopique, on trouve des pneumocoques dans le suc des portions hépatisées ; dans les bouchons fibrineux des bronches, et dans les concrétions fibrineuses du péricarde.

En outre, du sang recueilli pendant la vie a été inoculé à une souris, qui est morte d'infection en 24 heures et présentait des pneumocoques dans son sang. Une inoculation positive a été faite également à un rat, avec le suc pulmonaire.

En résumé, la péricardite complique souvent la pneumonie.

Elle ne résulte pas forcément de l'extension d'une lésion pleurale.

C'est une localisation indépendante de l'infection pneumonique ; elle peut exister sans pneumonie (Obs. XII).

Elle peut ne donner lieu à aucun symptôme, se traduire par des signes physiques sans troubles fonctionnels, enfin aggraver le pronostic par l'asthénie cardiaque qu'elle provoque.

CHAPITRE V

PÉRITONITE, AMYGDALITE, PAROTIDITE, OTITE A PNEUMO-
COQUES, LOCALISATIONS PNEUMOCOCCIQUES MULTIPLES
SANS PNEUMONIE.

La *péritonite* ne se rencontre pour ainsi dire jamais
dans l'infection pneumonique, chez l'homme. C'est une
localisation qu'on n'a guère vu se produire que chez les
animaux, à la suite d'inoculations. Dans les articles sur
la pneumonie, la péritonite n'est pas signalée parmi les
complications.

On peut à bon droit s'étonner de la rareté de cette
manifestation. A l'autopsie des pneumoniques, comme
en font foi les examens de M. Netter, on trouve des pneumocoques dans le suc péritonéal, sans qu'il y ait pourtant trace de péritonite. Il convient cependant, aux
autopsies des pneumonies graves, de rechercher désor-
mais avec soin quel est l'état du péritoine.

Dans ses leçons sur les pneumonies de l'hiver de 1886,
M. Cornil (1) rapporte l'histoire d'une jeune fille, qui
succomba à une pneumonie avec pleurésie et péricardite.

Au cours de la maladie elle ne présenta aucun symp-

(1) CORNIL. *Journal des Connaissances médicales*, 17 juin 1886.

tôme anormal du côté de l'abdomen. Or, à l'autopsie on trouva, outre les altérations prévues du poumon, de la plèvre et du péricarde, une péritonite pseudo-membraneuse, caractérisée par la présence sur la séreuse d'une couenne fibreuse de couleur jaunâtre, avec du liquide citrin en quantité modérée.

C'est le seul exemple tout à fait probant de péritonite pneumonique observée chez l'homme, dont nous ayons connaissance. Il prouve que les lésions pneumococciques du péritoine aussi bien que celles de la plèvre et du péricarde, peuvent demeurer latentes, et veulent être cherchées.

L'*amygdalite*, dont la plupart des auteurs s'accordent aujourd'hui à reconnaître la nature infectieuse, est peut-être plus souvent qu'on ne croit liée à la pullulation du pneumocoque. Ce parasite, hôte normal de la bouche, peut se trouver à l'état de santé dans les cryptes de l'amydale. C'est là un parasitisme microbique latent, pour user de l'expression de M. le professeur Verneuil, mais il ne semble pas qu'au cours de l'infection pneumonique une localisation se fasse fréquemment sur l'amygdale.

L'amygdalite peut s'observer dans le déclin de la pneumonie, au moment de la défervescence. La fièvre se rallume alors. On trouve un exemple de cette association morbide dans une observation de Besançon, rapportée dans la thèse de Ménétrier.

Elle peut s'observer également au cours même de l'affection pulmonaire, ainsi qu'en témoigne une observation de M. le professeur Cornil (1).

(1) Cornil. *Journal des Connaissances médicales*, 18 mars 1886.

Malheureusement l'examen bactériologique pratiqué post mortem n'a pas une valeur absolue, car en même temps que le pneumocoque on retrouva une grande variété d'autres micro-organismes.

La *parotidite* accompagne bien moins fréquemment la pneumonie que quelques autres maladies infectieuses, la fièvre typhoïde notamment. Grisolle la considère comme extrêmement rare dans les pneumonies des jeunes sujets et des adultes ; elle se rencontrerait plus volontiers chez les vieillards. « C'est souvent lorsque la maladie est déjà entrée en résolution qu'elle se déclare. Presque jamais la parotidite n'est double ; son évolution est fort rapide : en moins de deux jours elle atteint le volume du poing et sa terminaison est habituellement la suppuration, rarement la gangrène. Elle est à juste titre considérée comme une complication des plus graves et entraînant souvent la mort. » (Lépine, *loc. cit.*)

Ces parotidites dont parlent Grisolle et le professeur Lépine sont sans doute le fait d'une infection secondaire, surajoutée à la pneumonie. Elles surviennent ainsi comme les parotidites de la fièvre typhoïde qui ne sont pas attribuables au bacille typhique, mais aux micro-organismes de la suppuration. Cependant il est possible que la tuméfaction parotidienne soit liée dans certains cas à la présence du pneumocoque. Lancereaux et Besançon rapportent un fait de Toupet où l'examen histologique montra sur les coupes de la parotide des cocci analogues à ceux de la pneumonie.

Quant à l'*otite moyenne*, on sait depuis longtemps qu'elle est souvent liée à la pneumonie. Steiner, cité dans l'article de Lépine, a observé chez seize enfants atteints de pneumonie du sommet des symptômes cérébraux graves, à savoir : vomissements, alternatives de somnolence et d'agitation, céphalalgie, délire et perte de connaissance, qui reconnaissaient pour cause une otite purulente. Ces symptômes disparurent lorsque l'écoulement se fit au dehors. Ces enfants âgés de cinq à dix ans, n'étaient pas scrofuleux, et n'avaient jamais eu de maux d'oreilles. Dix fois l'otite était unilatérale, et surtout à droite. L'otite passa à l'état chronique dans la plupart des cas, et aboutit à la surdité et à la carie du rocher.

Mais toutes les otites dues à la pneumonie n'ont pas cette allure grave. Notre observation personnelle de péricardite et d'otite à pneumocoques que nous avons rapportée plus haut, a trait à un malade chez lequel la localisation auriculaire ne fut découverte qu'à l'autopsie.

La bouche et les fosses nasales étant le milieu normal où vit le pneumocoque, il n'y a rien d'extraordinaire à ce que la pullulation de ce micro-organisme se fasse dans l'oreille moyenne par l'intermédiaire de la trompe d'Eustache sous l'influence de conditions étiologiques accessoires, telles que le coup de froid.

Nous avons vu précédemment que l'otite précédait fréquemment la méningite pneumonique.

De même que les autres déterminations de la fièvre pneumonique que nous avons étudiées jusqu'ici, l'otite peut exister soit simultanément avec la pneumonie, soit d'une façon indépendante. Notre observation est un type d'otite accompagnant la pneumonie. Le fait suivant, dû à Darolles, est un exemple d'otite primitive, suivie de méningite. Malgré l'absence du contrôle bactérioscopique, nous ne pouvons douter qu'il soit question dans ce fait d'otite pneumonique. Le début aigu, l'existence de l'herpès, le caractère franchement purulent de l'écoulement, plaident en faveur de cette interprétation.

OBSERVATION XII

(Résumée d'après DAROLLES.)

Otite aiguë à frigore. — Méningite. — Herpès.

Une femme de 38 ans, guérie d'un rhumatisme articulaire aigu, s'expose, le 5 janvier 1875, à un courant d'air froid. Le soir même, elle se plaint de douleurs très vives dans l'oreille droite et d'une surdité presque complète.

Le 8, écoulement purulent dans l'oreille ; la surdité persiste.

Le 10, maux de tête violents. Douleur dans la région mastoïdienne. Ecoulement de pus peu abondant. Constipation.

Le 15, paralysie faciale complète. Pas de céphalalgie.

Le 16, insomnie, douleurs frontales. Pas de délire. Ecoulement d'une quantité énorme de pus. M. 39°,4. S. 40°,2.

Le 17, la céphalalgie persiste très violente. Rétraction du ventre, 39°,8, matin et soir.

Le 18, diminution de la céphalalgie, 39°,3. Le soir, la tête est renversée en arrière, 40°.

Le 19, aggravation. Délire. Raideur de la nuque, 40°,8. Le soir, 40°,2. Trois groupes de vésicules d'herpès du côté gauche de la face.

Le 20, 40°8. Fuliginosités. Sueurs profuses. Le soir, 4°,6. Mort.

On trouve une infiltration purulente sous-arachnoïdienne. Le plus jaunâtre prédomine à la base et sur l'hémisphère droit. Il est moindre à gauche; outre les plaques purulentes, on trouve des flots de pus.

Otite moyenne suppurée. Pus dans les cellules mastoïdes. Dans l'aqueduc de Fallope le nerf facial baigne dans le pus.

Les autres organes ne présentent point d'altération.

Toutes les déterminations de l'infection pneumonique que nous avons passées en revue, sont tantôt secondaires à la localisation pulmonaire, tantôt contemporaines de cette dernière, tantôt primitives.

Ces déterminations primitives se font surtout en temps d'épidémie; on les a observées par exemple lors de l'épidémie qui sévit avec tant d'intensité au printemps de 1886. Elles peuvent être isolées, comme nous l'avons vu, et se faire soit sur la plèvre, soit sur les méninges. Elles peuvent être multiples, toujours sans pneumonie, comme dans l'observation XII, comme dans le fait suivant que nous reproduisons d'après Ménétrier.

OBSERVATION XIII

(MÉNÉTRIER, *Loc. cit.*)

Infection pneumonique à localisations multiples sans pneumonie.

Léocadie H..., 40 ans, entrée le 3 février salle Laënnec, 32.

Cette femme, ancienne malade du service, y a été plusieurs fois traitée pour des accidents tenant à une néphrite chronique dont elle est depuis longtemps atteinte. Cette fois-ci encore, elle nous revient avec un peu d'œdème des extrémités ; une céphalalgie assez vive ; elle a eu plusieurs vomissements. Son urine renferme des flots d'albumine.

Elle est mise au régime lacté, qui améliore assez bien son état.

A la fin du mois, elle est prise de fièvre, et accuse une légère douleur au côté droit. On trouve à la base droite une matité assez étendue ; les vibrations sont abolies, on entend un souffle aigre, pleurétique, peu intense.

Deux jours après, on perçoit au cœur un double frottement péricardique en va-et-vient.

Mort le 3 mars.

Autopsie. — La plèvre droite renferme un épanchement peu abondant de liquide louche, et des fausses membranes fibrineuses épaisses, sur le poumon et sur la plèvre pariétale.

Le *poumon*, légèrement comprimé, est simplement congestionné, sans trace d'hépatisation.

Dans le péricarde, un peu de liquide jaune, avec des flocons fibrineux en suspension ; on trouve, en outre, sur le feuillet pariétal, juste au devant de l'aorte, une plaque de pointillé hémorrhagique, avec de petites concrétions fibrineuses adhérentes.

L'examen microscopique montre des pneumocoques en grand nombre dans les fausses membranes pleurales, et dans l'exsudat péricardique.

Les *reins* sont petits, durs, leur capsule est adhérente. La surface est irrégulièrement granuleuse, de couleur blanc jaunâtre. Ils présentent à l'examen histologique des lésions de néphrite chronique diffuse, avec prédominance des altérations interstitielles.

INDEX DES TRAVAUX RÉCENTS

Barth. — De la méningite pneumonique. *Union médicale*, 1884.

Barié. — Endocardite pneumonique *Bull. Soc. méd. hôpit.*, 25 juin 1886.

Besançon. — Endocardite ulcéreuse à pneumocoque. *Soc. anat.*, avril 1886.

Biondi. — *Zeitschrift für Hygyaene.*, 1887., II.

Blanc. — Pneumonies observées dans les prisons de Lyon en 1886. *Province médicale*, 1887.

De Blasi. — Ricerche sperimentale sul pneumococco, *Rivis. intern.* Naples, 1885.

Bozzolo. — La pneumonite lobare, la pleurite, la pericardite et la meningite cerebro-spinale acuta considerate nei loro reciproci rapporti. *Giorn. della R. Accad. di med. di Torino*, octobre 1882.

Canali et Zampettai. — Sulla pneumonite crupale acuta. *Riv. clin. di Bologna.*, p. 40, 1884.

Caspar. — Ueber die Aetiologie und die Incubation fibrinöser Lungenentzündungen. *Berl. Klin. Woch.* 1887.

Chicari. — *Prager Medicinische Woch.*, juin 1883.

Cornil (V.). — *Journal des connaissances médicales*, 1886, n° 12., 17., 24.

Cornil et Babès. — *Les Bactéries.*

Fatichi. — Contributo allo studio degli pneumococci. *Lo Sperimentale*, sept. 1886.

Flindt. — *Congrès intern. de Copenhague.* C. R. section de Médecine, 1886.

Flügge. — *Die Mikroorganismen*, 1886.

Foa et Rattone. — Observations et expériences sur le pneumocoque et sur une complication grave de la pneumonite. *Arch. de biologie*, 1881-8.

Foulin. — An Epidemia of pneumonia. *Brit med. Journ.*, 1887.

Fox et Bordone Uffredozzi. — *Deutsche medicinische Wochenschrift*, 1886.

Fox. — On the nature of pneumonia. *Lancet*, 1885.

Fraenkel. — Ueber genuine Pneumonie. *Verhandlingen des Congresses für innere Medicin*, 1884.

— Bacteriologische Untersuchungen. *Zeitschr., f. klin. med.*, 1886.

— Weitere Beitrage zur Lehre van der Micrococcus der Pneumonie. *Zeitschrift für klinisch. medecin.*, Band XI, 1886.

Friedlander. — Die Mikrokokken der Pneumonie. *Fortschritte der medecin*, 1883.

— Weitere Arbeiten uber die Schizomyceten der pneumonie und der meningitis. *Fortschritte der medecin*, 1886, n° 21.

Grandmaison. — Pneumonie et endocardite végétante. *Soc. anat*, avril 1886.

Guillot. — *Contribution à l'étude de l'étiologie de la pneumonie*. Th., Paris, 1887.

Hallopeau. — La doctrine de la fièvre pneumonique. (Revue génél :i.. n* *Revue Hayem*, 1878.

Hanot et Lauth. — *Arch. générales de méd.*, juillet 1886.

Hardy. — Objections à la théorie microbienne de la pneumonie. *Gaz. des hôp.*, 1885.

Helme. — *Contribution à l'étude des pneumonies infectieuses*. Th., Paris, 1886.

Henrijean. — Contribution à l'étude du micrococcus du Friedländer. *Arch. de biolog.* Gand, 1885.

Hensinger. — Croupöse Pneumonie complicirt mit meningitis. *Deutsch. med. Woch.*, Berlin, 1886.

Jaccoud. — Infection purulente suite de pneumonie. *C. R. de l'Acad. des sc.*, 1886.

— Sur la pneumonie aiguë. *C. R. de l'Acad. des sciences*, 25 avril, 1887.

— *Cliniques médicales de la Pitié.*

Klein. — Beitrag zur zenntniss des pneumococcus. *Centralblatt für med. Wiss.*, n° 30, 1884.

Lancereaux et Besançon. — Etude sur quelques cas de pneumonie. *Arch. gén. de méd.*, septembre 1886.

Lauth. — 3 observations de pneumonie infectieuse. *Arch. gén. de med.*, 1886.

Lépine. — Art. Pneumonie, in *Nouveau dict. de méd. et de chir. pratiques*, 1880.

Leroux. (Ch.). — Un cas de contagion de pneumonie aiguë. *Journ. des conn. médic.*, 1888.

Maguire. — The micrococcus of pneumonia. *Brit. med. Journal.* décembre, 1884.

Massalongo. — De l'étiologie des processus pneumoniques aigus. *Progrès médical.*, 1885.

— Faits nouveaux à propos de la théorie infectieuse de la pneumonie. *Arch. gén. de méd.*, Paris, 1885.

— Contribution à l'étude expérimentale de la pneumonie et de la bronchite pulmonaire. *Arch. de physiol. normale et pathol.*, Paris, 1885.

Mathieu. — 2 cas de pneumonie infectieuse. *Arch. gén. méd.*, 1886.

Ménétrier. — *Grippe et pneumonie en 1886*. Th., Paris, 1887.

Munier. — Relation d'une épidémie de pneumonies. *Arch. de méd. et de pharm. milit.*, 1887.

Netter. — De l'endocardite végétante ulcéreuse d'origine pneumonique. *Arch. de physiol.*, 15 août 1886, n° 6.

— De la méningite due au pneumocoque, avec ou sans pneumonie. *Arch. gén. de méd.*, 1887.

— Du microbe de Friedländer dans la salive. *C. R. de la Soc. de biologie*, décembre 1887.

— Du microbe de la pneumonie dans la salive. *C. R. de la Soc. de biologie* novembre, 1887.

— Présence du microbe de la pneumonie dans la bouche des sujets sains. *Bull. méd.*, 1" mai 1887.

— Pneumonie mortelle chez deux conjoints. *France médicale*, 1886.

— Péricardite fibrineuse, méningite cérébro-spinale, pléurésie et endocardite à pneumocoques. *Soc anat.*, mars 1886.

— De la pleurésie purulente à pneumocoques sans pneumonie. *Bull. Soc. anat.*, juillet 1887.

— Méningite suppurée à pneumocoques compliquant une tumeur cérébrale. Infection par les fosses nasales. Présence normale de pneumocoques dans le mucus nasal de sujets sains. *Bull. Soc. anat.*, février 1888.

Neumann et Schaeffer. — *Arch. de Virchow*, c. IX.

Neumann. — Zur Kentnis bacillus pneumonicus. *Zeitsch f. klin. med.* 1887.

Orion. — Epidémie de pneumonies infectieuses observée au 71° de ligne. *Arch. de méd. milit.*, 1887.

Pasteur. — Note sur une maladie nouvelle provoquée par la salive d'un enfant mort de la rage. *Bull. Ac. méd.*, 1881.

Perlis. — *De la pyohémie consécutive à la pneumonie franche.* Thèse, Paris, 1887.

Petit (A.). — Le microcoque pneumonique et la pneumonie traumatique. *Gaz. hebd.*, 1886, n° 7.

Pipping. — Kapselcoccen bei der Broncho-pneumonie. *Fortsch. der Medicin*, 1886.

Platonow. — Ueber die diagnostiche Bedentung der Pneumonicoccen. *Mittheilungen und der Medicinischen Klinik zu Wurtzburg*. T. I, 1885.

Polguère. — *Des infections secondaires. — Leurs localisations pulmonaires au cours de la fièvre typhoïde et de la pneumonie.* Th. de Paris, 1888.

Roudet. — Relation de deux épidémies de fluxion de poitrine. *Lyon méd.*, 1887.

Roustan. — Endocardite végétante. *Soc. anat.*, juin 1886.

Rühle. — Zur diagnostichen Bedentung der Pneumoniecoccen. *Med. chir. Centr. Wien.*, 1886.

Sée (G.). — *Maladies spécifiques non tuberculeuses du poumon.*

— De la nature parasitaire de la pneumonie. *Un. méd.*, Paris, 1885.

Senator. — Eine Hansepidemie von infectlöser Pneumonie. *Charité Annalen,* 1883.

Senger. — Bacteriologische Unterzuschungen uber die pneumonie und pneumonische Metastasen. *Arch. f. exp. Path. und Pharmacologie.* Leipzig, 1885-1886.

Sternberg. — The pneumonia Coccus of Friedländer (Micrococcus Pasteuri, Sternberg). *American Journal of med. so.,* July 1885.

Talamon. — *Bull. de la Soc. anat.,* 1883.

Thost. — Pneumoniekokkus in der Nase. *Deutsche med. Woch.,* 1886.

Uffelmann. — Friedländer's Pneumonie bacillen, etc. *Berliner Klin. Woch.,* 1887.

Van Ermengen. — *Manuel technique de bactériologie,* 1887.

Vauthier. — *Bull. Soc. clinique.*

Vignal. — Recherches sur les micro-organismes de la bouche. *Arch. physiol.,* 1886.

— Action des micro-organismes de la bouche. *Arch physiol.,* 1887, n° 7.

Weischelbaum. — Ueber die Etiologie der acuten Lungen and Rippenfille Entzundungen. *Wiener med. Jahrbücher,* 1886.

Wolf. — Der Machwein der Pneumonie bacterien in sputum. *Wiener med. Blatter.* 1887.

TABLE DES MATIÈRES

114

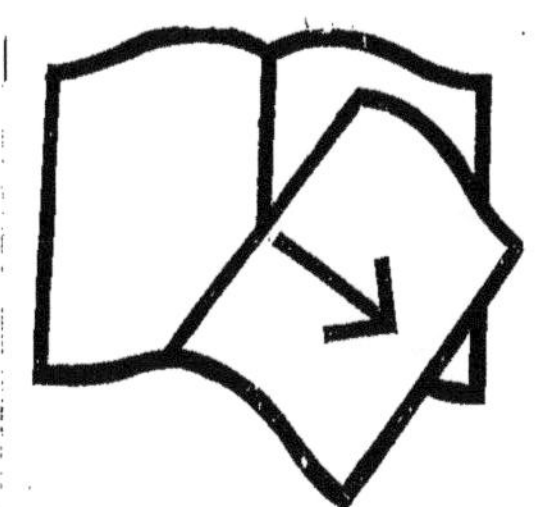

Documents manquants (pages, cahiers...)
NF Z 43-120-13

www.ingramcontent.com/pod-product-compliance
Ingram Content Group UK Ltd.
Pitfield, Milton Keynes, MK11 3LW, UK
UKHW020923120726
13693UKWH00003B/1113